常见病彻底图解

痛风

预防剧痛发作

主　　编　（日）西冈久寿树（圣玛丽安娜医科大学）
翻　　译　胡　明（信阳师范学院外国语学院）
　　　　　李敬平（河南中医学院外语学院）
翻译主审　杨英豪（河南中医学院亚健康研究所）
　　　　　潘万旗（河南中医学院亚健康研究所）

河南科学技术出版社
·郑州·

著作权合同登记号：图字16-2011-151

图书在版编目（CIP）数据

痛风／（日）西冈久寿树主编；胡明，李敬平译．—郑州：河南科学技术出版社，2014.5
（常见病彻底图解）
ISBN 978-7-5349-6872-3

Ⅰ.①痛… Ⅱ.①西…②胡…③李… Ⅲ.①痛风-防治-图解 Ⅳ.①R589.7-64

中国版本图书馆CIP数据核字（2014）第086768号

出版发行：河南科学技术出版社
地址：郑州市经五路66号　邮编：450002
电话：（0371）65788627
网址：www.hnstp.cn
策划编辑：马艳茹
责任编辑：李明辉
责任校对：崔春娟
封面设计：李　冉
版式设计：孙　嵩
责任印制：朱　飞
印　　刷：郑州文华印务有限公司
经　　销：全国新华书店
幅面尺寸：140 mm×202 mm　印张：6.5　字数：100千字
版　　次：2014年5月第1版　2014年5月第1次印刷
定　　价：26.00元

正确控制尿酸，避免痛风发作带来剧烈疼痛

以前，痛风在日本人中很少见，长期被认为是“富贵病”。

但随着生活习惯的变化，尤其是饮食生活欧美化之后，如今痛风已成任何人都可能得的病了。目前，日本的痛风患者大约有50万，被称为痛风后备军的高尿酸血症患者已高达200万～300万。

尽管患者的人数一直在增加，但目前面临的问题是有关疾病的预防知识还未普及。由于痛风发作时的症状是剧烈疼痛，因而就形成了只要疼痛消失痛风就算完全康复的错误认识。

痛风的病因是高尿酸血症。高尿酸血症的治疗是通过控制尿酸——应该终身坚持。如果过于乐观地看待疾病而放松治疗，可能会引发糖尿病、高血压、肾病，甚至是缺血性心脏病或脑血管疾病等危及生命的并发症。

痛风的治疗，重要的是定期上医院检查、服药及改

变饮食生活习惯等。这些都涉及患者的自我管理。为了彻底实现自我管理，患者本人要充分了解痛风病，明白为什么必须服药及改变饮食生活习惯的目的和意义。

本书在阐述痛风机制同时，还采用了图解方式清晰明了地讲解诊断和治疗的要点。特别是有关痛风自我管理的要点，它不仅适合痛风，而且适合由于生活习惯不科学而引起的其他疾病。因此，这种解说方式显得易于理解。

通过良好的日常自我管理，不仅可控制尿酸，减少痛风的发作次数，而且能有效地减少痛风的并发症，使痛风患者像健康的人一样地生活。

本书适于痛风患者及还没有发作的高尿酸血症患者阅读。如果本书在痛风及其并发症的预防方面能为您提供服务，我深感荣幸。

西冈久寿树

2002年2月

目录

第1章

即使风吹刺激也能引起疼痛的痛风

世界史背后也有痛风

咦，那个人也有过痛风

马其顿帝国的亚历山大大帝、元世祖忽必烈大汗、法国国王路易十四世、发现万有引力定律的牛顿、文艺复兴时期的艺术家米开朗琪罗、蒙娜丽莎的绘画者列奥纳多·达·芬奇……他们都是彪炳史册的人物，而且他们都有一个共同点。那他们的共同点是什么呢？

他们的共同点就是都患有痛风。将这些强大阵容的历史人物汇集在一起的居然是痛风，真让人不可思议。然而，更让人吃惊的是曾饱受痛风痛苦的英雄们不仅仅是这些人。推行宗教改革的路德，著《神曲》的但丁，法兰克王国的查理大帝，英国国王亨利七世、八世和女王安妮，佛罗伦萨的大富豪美第奇家族历代户主，清教徒革命的奥利弗·克伦威尔，英国哲学家弗兰西斯·培根，进化论的提出者达尔文，美国政治家本杰明·富兰克林，英国政治家温斯顿·丘吉尔，德国作家歌德，《红与黑》的作者司汤达，《女人的一生》的作者莫泊桑，英国诗人琼森等，据说他们都患有痛风。

这到底是怎么回事呢？难道说痛风是种流行病吗？不，痛风不是流行病，况且他们生活在不同时代和国家。但是，他们却患同一种病，应该有共同的原因吧。要想理解痛风，有必要了解一下它的病因。

上述的历代英雄的生活都很富裕，餐桌上摆满了酒肉，几乎每天都享用盛大的晚宴或晚餐；还有，为了建立丰功伟绩必须呕心沥血全身心投入工作；可能时而陷入僵局，时而苦于人际关系纷争等事情；而宴会上奢侈的酒食成了他们消遣疲劳的灵丹妙药。

从他们的生活方式里，我们不难看出痛风发生的背景——“饮食生活”和“疲劳”。

现在我们就将目光转到现代日本，看看痛风和日本人的关系。

在“饱食”时代，日本的痛风患者激增

以前的日本没有痛风

痛风，就是踇趾等关节突然肿胀、剧烈疼痛的疾病。正如其名，从剧烈的疼痛来说，即使是刮风那样轻微的刺激都会引发一阵剧烈疼痛；但从突然发作来看，它也正如风吹一般来得快，去得也快。

日本首次关于痛风患者的报道是在距今100多年前的1898年。当时还不知道有痛风存在，就连明治时期来日的德国医学博士赫兹也写下了“日本人几乎没有痛风”。现在痛风已是无人不知的常见疾病。明治维新前，在欧美发达国家，似乎痛风患者很多，而当时的日本痛风患者仅见于上流社会，与一般老百姓无缘。

现在日本的痛风病患者已达50万。以前普通老百姓都不知道的痛风，在短短100年期间，成为了谁都可能患上的疾病。

到底是什么改变了日本的痛风状况呢？

以前痛风是与日本无缘的疾病

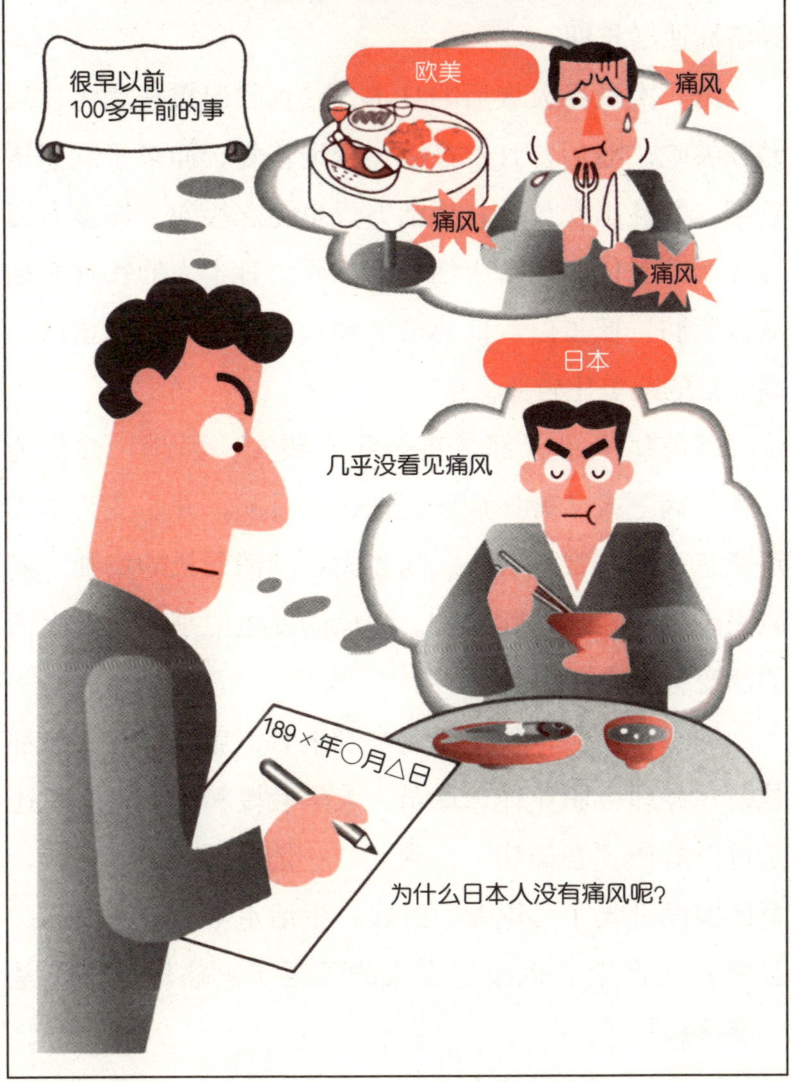

从“帝王病”和“奢侈病”到“常见病”

日本痛风患者激增的现实，可以追溯到30多年前的经济高速增长期。

第二次世界大战后的日本，粮食状况极端恶化，只勉强够吃。随后，日本经济慢慢地恢复，迎来了高速增长期，并且出现盈余，生活方式也随之改变。许多方面都开始欧美化，饮食生活也不例外。日本人的饮食开始从低脂肪、低蛋白、低热量的和食向高脂肪、高蛋白、高热量的欧美化转变。

以前痛风患者都是英雄和有钱人，因此，被称为“帝王病”或“奢侈病”。在这个时候，开始变为谁都可能患上的“常见病”。随着肉和酒消费量的增加，痛风患者也在随之不断增加。痛风的发生似乎和饮食生活的改变有着密切的关系。

1960年左右，按照职业类别来看，痛风患者大多都是公司经理、职业棒球球员、大学教授和医生，一般还是可以看作“奢侈病”。到了“一亿美食家”的现代，全体国民进入了“饱食”时代，生活水平都有了提高，贫富者饮食生活也没有太大的差距了。痛风已经不是“奢侈病”了。

日本人摄取的营养成分变化

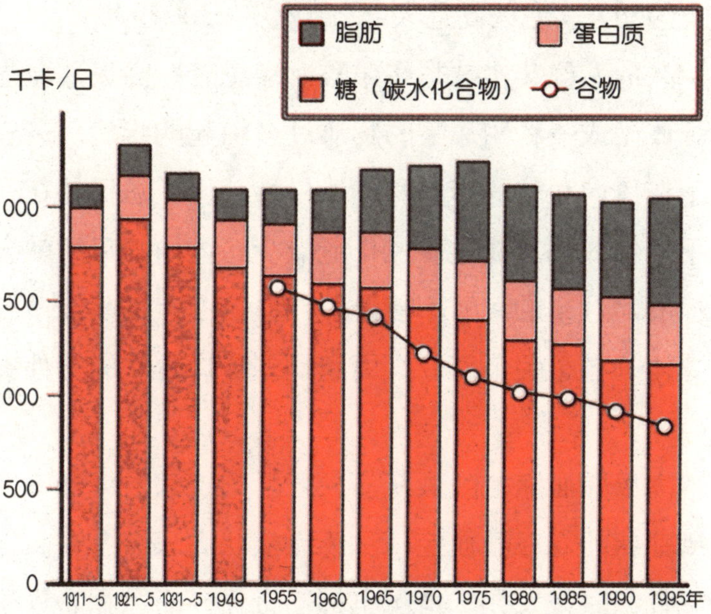

1911年=明治44年　　「体育医学」的忠告之1，庆应义塾大学出版社，原图作者胜川史法

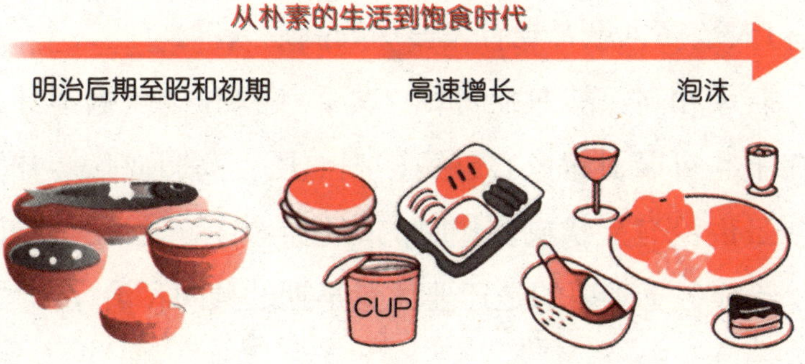

日本全国痛风高危人群已达300万人以上

现在痛风已不是特殊病，据报道日本的痛风患者人数大约50万，它的高危人群有200万～300万人。

高危人群其实就是高尿酸血症患者。高尿酸血症就是身体生成一种叫尿酸的物质过多引起的疾病。一般情况下，体内尿酸的产生和排泄保持平衡，总保持在一定水平。但如果合成过多或排泄减少，体内的尿酸就会超过标准。过多的尿酸不能溶解在血液中，结晶以后沉积在身体的各个关节部分，引起剧烈疼痛发作的急性关节炎。

高尿酸血症是隐藏在痛风背后的疾病。终身不发作痛风症状的高尿酸血症，称为无症状高尿酸血症。但不管它什么时候发作，情况也都不奇怪。痛风和高尿酸血症患者以中、老年男性居多，40岁以上的男性，10人中就有1人是痛风患者或者属该病的高危人群。

痛风和高尿酸血症可怕之处，不仅在于疾病本身，而在于它可以引起像心脏病、高血压、高脂血症等并发症。虽说没有症状或发作时的疼痛消失了，但还是不能放松治疗，更重要的是还要注意早期的预防和治疗。

大约300万人有可能患上痛风

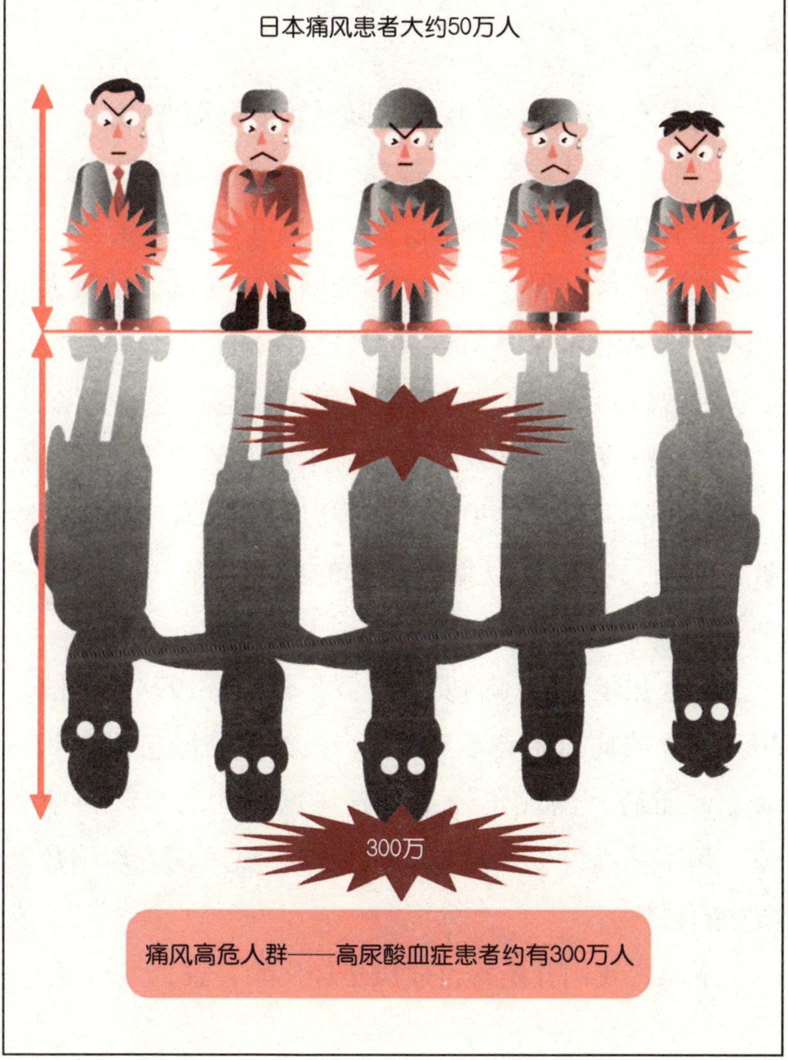

为什么痛风发病年轻化

青壮年多发

日本的痛风发病的现状，随时代发展而变化。

以前，痛风是享用“美食”的一部分富裕人的病。随着全体国民生活水平提高，痛风开始从“美食”向“饱食”转移。现在，大众都能同样享受以前富贵人的生活。结果，痛风开始从富裕阶层向一般大众、从城市向农村转移。同时，它的发病年龄阶段也发生了变化。

痛风的发病，从发病性别来看，男性患者占99%；从发病年龄来看，几乎都在40岁以后，没有出现于青春期之前的。我们可以得到这样的结论：痛风是多发于中、老年男性的疾病。

但这几年，痛风的发病日益年轻化。1974年之前，20～30岁的痛风患者不到20%，大部分痛风患者在40岁以上；而后，出现年轻患者慢慢增加的趋势。目前，30～40岁是高发期。从青年到中年，痛风都表现出数量增加的趋势。

下面，我们开始探讨痛风年轻化的背景。

痛风年轻化，多在30～40岁发病

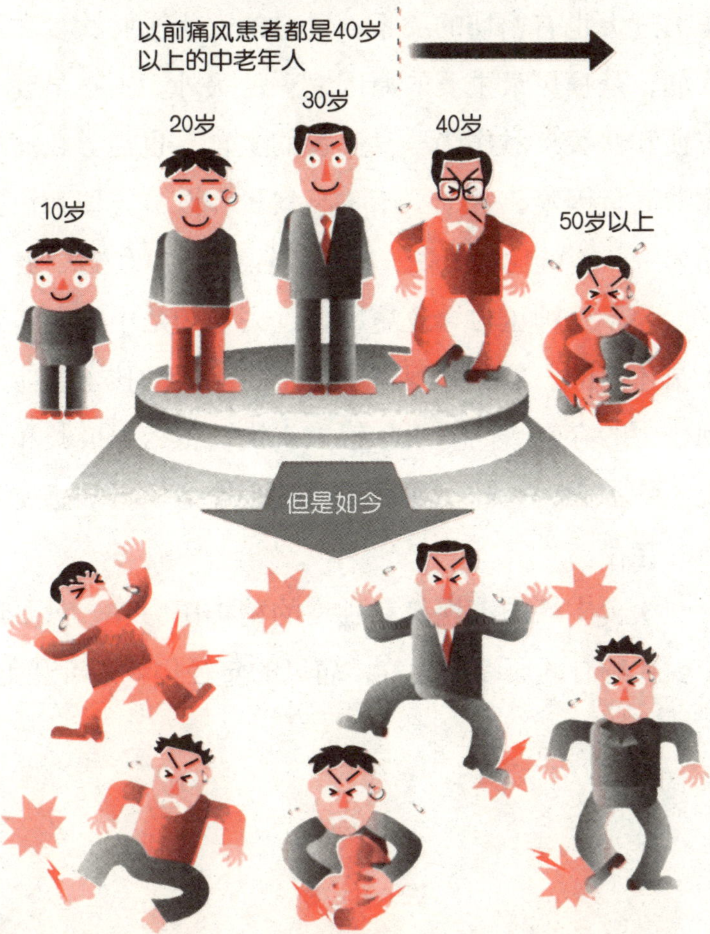

年轻患者增加，30～40岁已是高发期

现代不健康的生活方式使痛风患者数量增加

痛风的年轻化除了与饮食生活的变化有关，与精神压力过大也有密切的关系。过多的动物脂肪饮食和过量饮酒，是痛风最主要的原因之一。另外，不吃早餐、将方便和快餐食品作为一日三餐的主食，也是导致痛风发作的高危因素。这个“不吃早餐”和以“方便和快餐食品为主”不就代表现在一部分年轻人的生活方式吗？

关于精神压力导致痛风，过去认为是中、老年管理人员才有的。但是，现在即便是上小学的孩子也能感受到压力的存在。而对于年轻人来说，备考、成长和世界观不断扩大、人际交往面的增长，使他们更加感受到压力的存在。

饮食生活的不规律和过度的精神压力——只要这两个现代特有的原因不改善，痛风的年轻化就不可避免。

“饮食混乱”和“压力”映射了现代痛风年轻化的原因

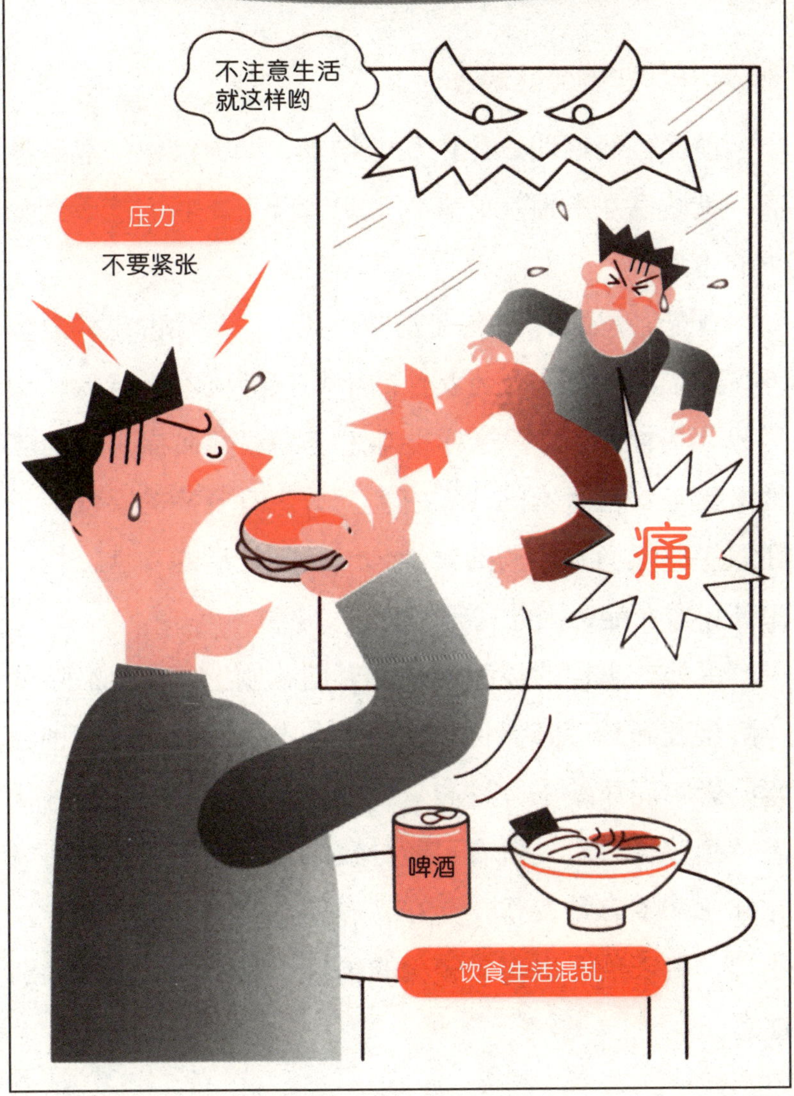

这样的人易患痛风

30～50岁的男性最多

前面已经说明，体内尿酸增加，即血液中的尿酸过高，就是高尿酸血症。在痛风患者身上，我们能看到如下的趋势。

首先，患病存在性别差异，其中，男性占患病总数99%。究其原因是因为女性的平均尿酸值本来就低，大约只为男性的2/3，这样很难患上高尿酸血症。这与雌性激素等女性激素的代谢有关。曾患有肾病的女性、正在服用噻嗪类利尿药的女性，以及闭经后的女性，较易患高尿酸血症，因此必须注意。

另外，男性的尿酸值在青春期急剧上升，之后随着年龄增长开始下降。但是，如果在上升过程中受某种因素的影响而尿酸上升过高，就会患高尿酸血症，这种状态持续较长时间，就有可能导致痛风发作。因此，痛风在40～50岁容易发作，而在青春期以前几乎没有发作。不过，由于最近出现年轻化的趋势，30岁以后就要特别注意。

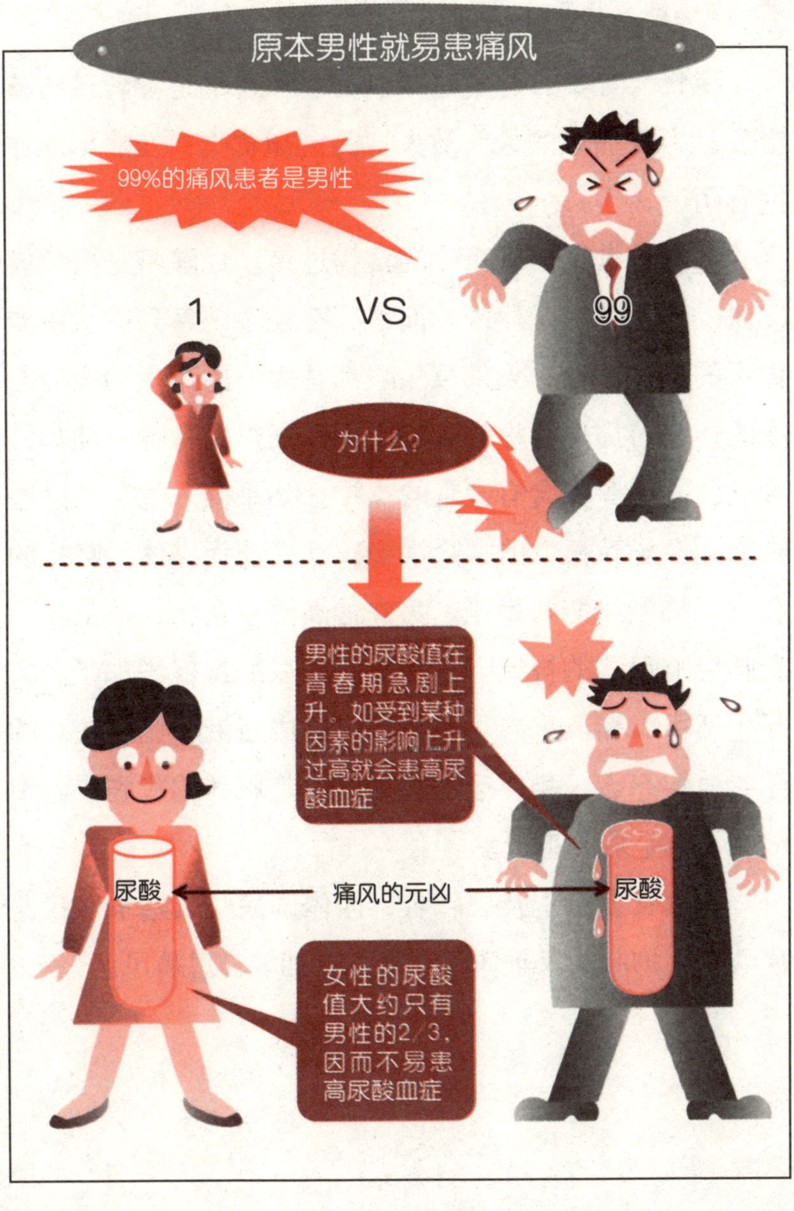
原本男性就易患痛风
99%的痛风患者是男性
1
VS
99
为什么？
男性的尿酸值在青春期急剧上升。如受到某种因素的影响上升过高就会患高尿酸血症
尿酸
痛风的元凶
尿酸
女性的尿酸值大约只有男性的2/3，因而不易患高尿酸血症

好美食、贪吃是引起痛风的最大帮凶

现代人好美食和贪吃，但美食和贪吃是导致尿酸值上升、引发痛风的最大敌人。美食和贪吃引发痛风的原因有两个。

首先是食用含有嘌呤的食物过多。尿酸不是突然就以尿酸形式存在于体内，而是嘌呤经过一系列的代谢变化后的最终产物。大部分尿酸都是由体内产生的嘌呤合成的，也可由含嘌呤的食物生成。高热量食物、动物性食品、酒精等都含有大量的嘌呤。如果摄入过多的这些食物，会导致摄取的嘌呤增多。酒精能促进体内嘌呤的合成，抑制尿酸的排泄。另外，高热量食物导致肥胖。肥胖影响尿酸的排泄，这样体内的尿酸量就增加了。实际生活中，痛风患者很多都是肥胖或血液中脂肪较多的高脂血症患者。相扑运动员可以说是肥胖的代表，其中很多人都是痛风患者。

美食家、贪吃及肥胖者，因体内尿酸易增加和代谢尿酸受到抑制的双重作用，所以更加容易患痛风。

好美食、贪吃是引起痛风的两大原因

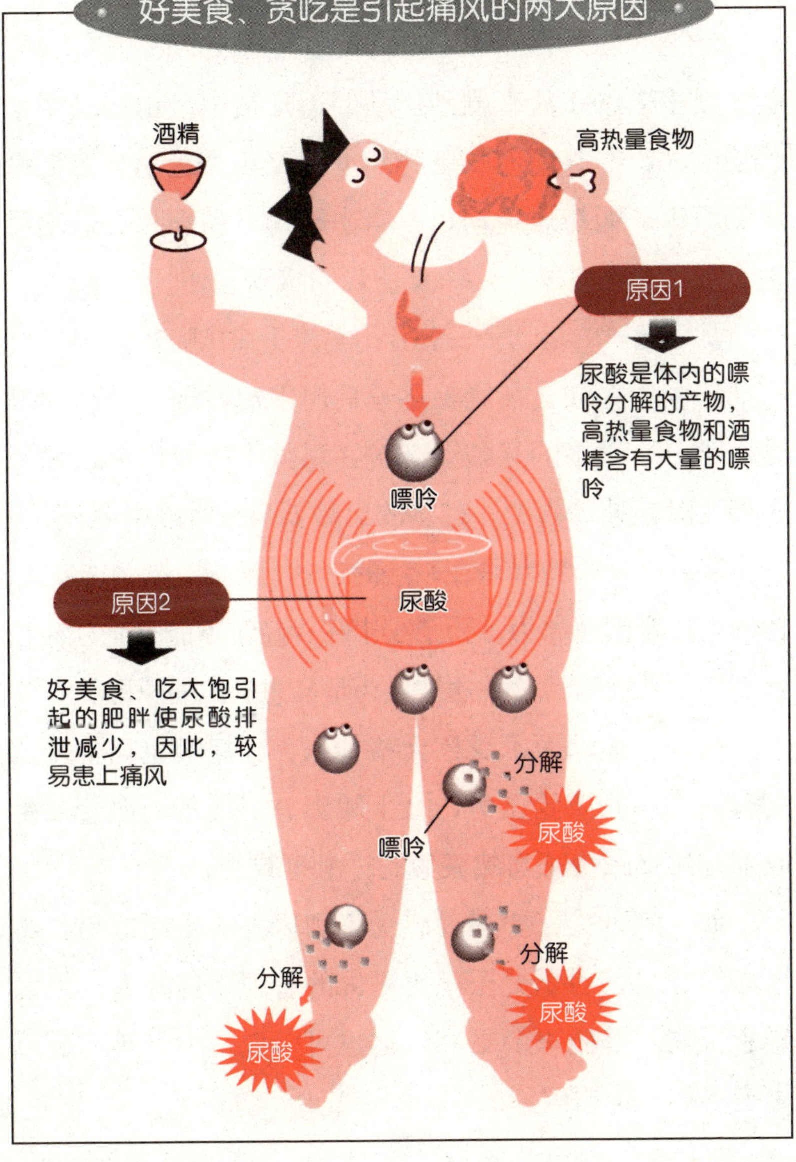

剧烈的运动和过大的精神压力促使运动员和管理者成为痛风的易患人群

据报道，在从事剧烈运动的运动员中，由痛风带来苦恼的人很多。前面从肥胖角度探究相扑运动员发生痛风的原因，而棒球运动员、拳击运动员和高尔夫运动员也有很多人患痛风，这一点让我们感到意外。

那么健康的运动员，为什么会患上痛风呢？

体内的尿酸会在剧烈运动后出现短暂地上升。如果补充水分，过多的尿酸会溶解在尿液中排泄出去；如果不能及时地补足水分，过多的尿酸就会在血液中沉积。

职业运动员特别是在一线的运动员，从小就在练习和比赛中过度消耗体力。为了少出汗，经常不能够充分补充水而继续性地运动——这被认为是易患痛风的原因。

另外，运动中承受巨大精神压力，尿酸也会上升。同时，人一旦感到压力，肾上腺素分泌增加，血管发生收缩，尿量减少，当然尿酸的排泄也减少。

如今的时代，要想过感受不到压力的生活似乎是不可能的。尤其对于处于压力更大的管理职位的人，可以说患上痛风的概率会更高。这也可以说是中老年人痛风患者多的一个原因。

过度的身体和精神消耗引起痛风

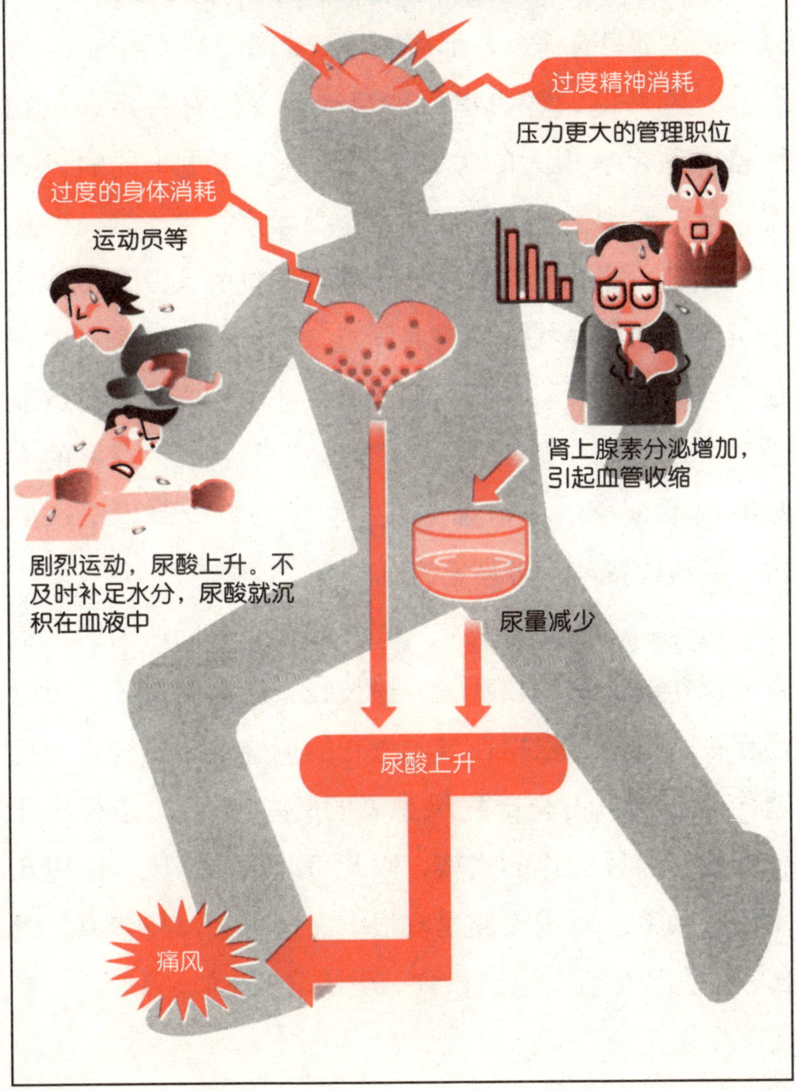

痛风受遗传的影响较小，与性格的关系较大

在本章开始，叙述了在历史上留下伟大功绩的知识分子很多都患有痛风，那痛风和脑力活动有关系吗？

一般来说，智力指数和尿酸几乎没有关系，但和性格之间就有很大的关系。回想一下历史上的痛风患者，就能看到性格上的共同点。科学家、文学家、时代的引导者，还有现代日本处于管理职位的人以及专业运动员等，如要寻找他们的共同点，那就是性格上有“积极”“精力旺盛”“有指导能力”“个性强”“有进取心”“好强”“责任感强”“有才”等特点。这样的人平时很忙，身体和精神上都易有压力。大概出于这原因，尿酸比较高，容易患痛风。

痛风和遗传的关系如何呢？起初，人们认为痛风是存在遗传的。比如在欧美，遗传在家族和父母子女间明显存在，但是，根据在日本进行的调查，明显被认为是遗传的案例只占全部痛风患者的8%。其中，还有好几代都没有痛风发作的家族，因此可以认为痛风和遗传几乎没有关系。对于家族里有很多痛风患者，与其说是遗传，不如说原因是家族饮食、生活习惯类似。

易患痛风的性格

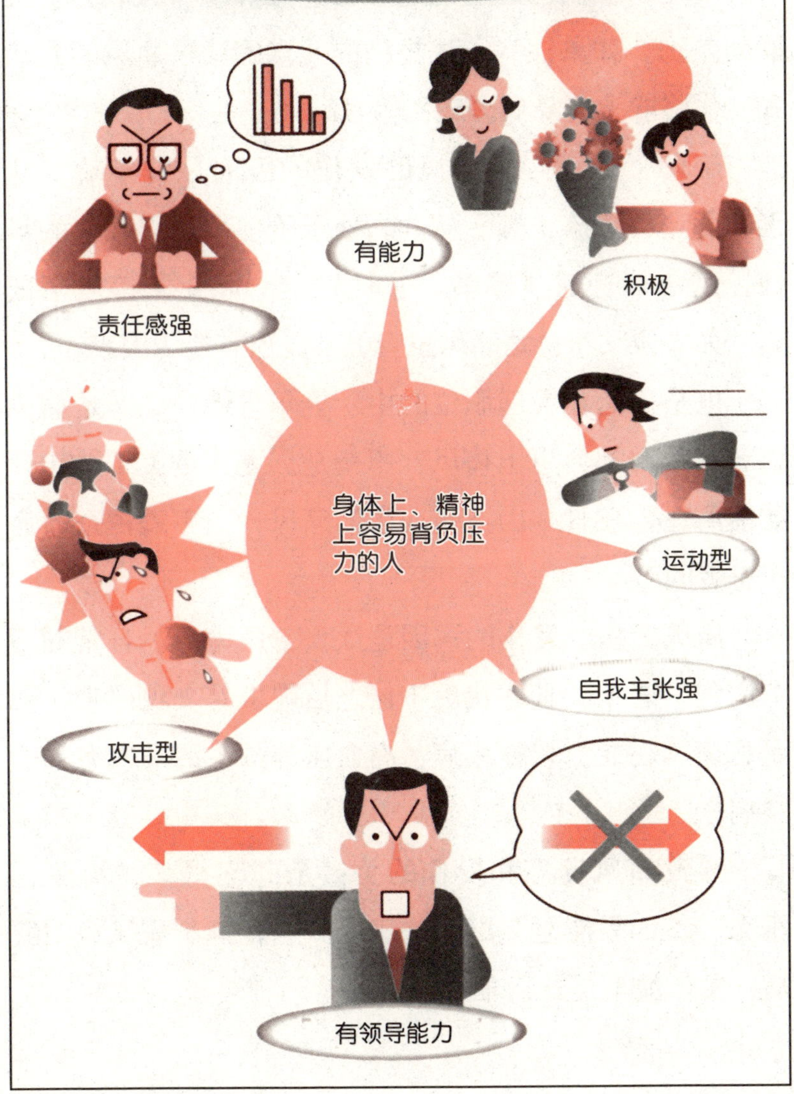

暴食、饮酒、过大的压力可诱发痛风

现在，我们已经明确痛风易患人群和痛风非易患人群的差别。如果注意上述提到的几点的话，痛风的发病和发作将能大大降低。

确切来说，导致痛风的发作的因素，有年龄、性别、职业、家族史等。例如，处于管理职位上40岁的男性，就不能逃避“年龄”“性别”“职业”等三个因素。如果他父亲也是痛风患者，可能还有遗传因素。

但是，处在管理职位的中、老年男性，父亲是痛风患者，是否都会患上痛风？不全是。尤其是关于遗传，如前所述，在日本因遗传而患的痛风，只不过占全体痛风患者的8%。

痛风发病、发作的诱因是饮食、压力等。日常的不节制到中老年、具体状况不佳之后就容易表现出来，除了患痛风还能引起糖尿病、高血压等与生活习惯有关的疾病。

导致痛风发病和发作的关键是“吃得多、海量、压力”。如果能避免出现这三个问题，抑制痛风病的发病、发作就不是什么难事。

痛风易患人群和痛风非易患的人群

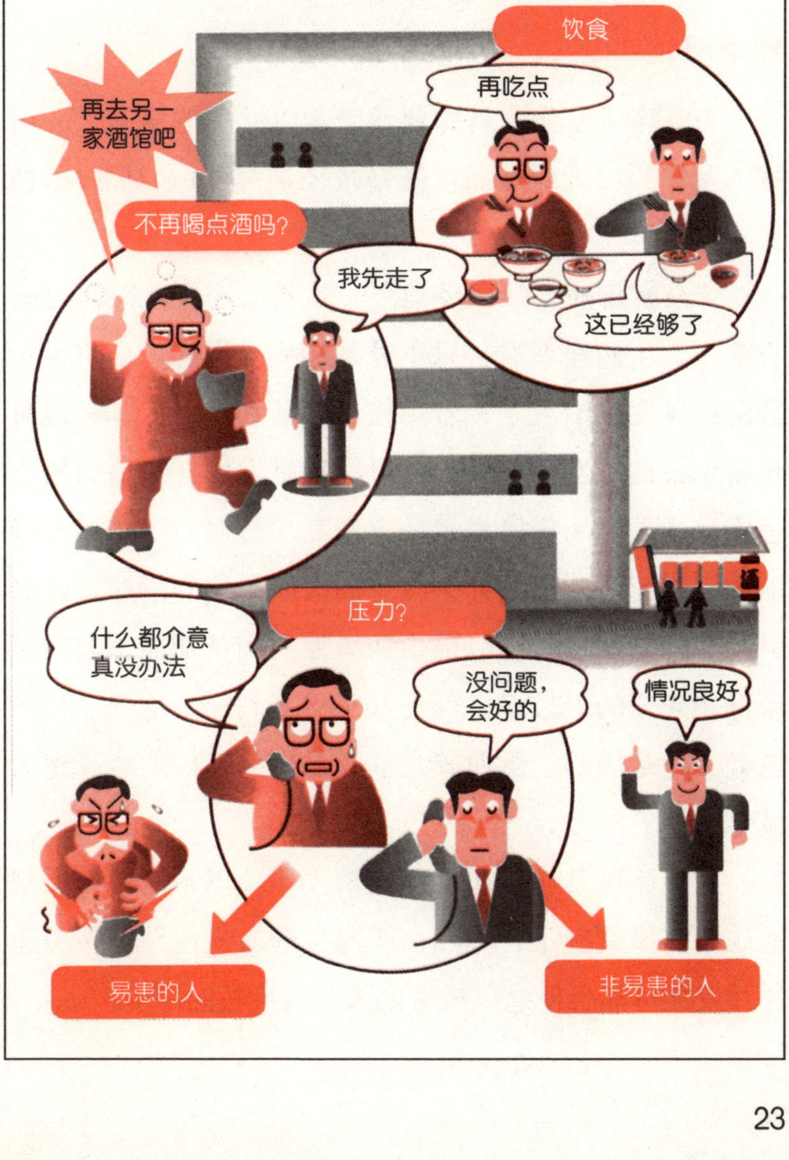

与痛风斗争是一生的事

即便症状好转，也不能放松治疗

一旦痛风发作，就需要承受难以忍受的痛苦。一般痛风发作2～3天后疼痛就慢慢减轻，再过1～2周，就像没事似的。

“没有疼痛，痛风痊愈”，这种心态很危险。疼痛的发作，从病程来看，只不过是疾病发展的一个阶段。虽说痛风发作消失了，若不接受诊断和防治，过一段时间痛风会再次发作。并且，每次重复发作，病情会趋于恶化。这是因为痛风患者一定有高尿酸血症。痛风本身不会引起死亡，但是如果疏忽高尿酸血症的治疗，就会引发多种并发症。在以前由痛风发展到肾功能不全后因尿毒症死亡的人较多，现在几乎看不到经历这样过程的患者，这是因心、脑血管疾病等并发症死亡的痛风患者显著增加了。

虽说痛风发作引起的疼痛消失了，但不应盲目乐观地认为痛风就好了，不然由于高尿酸血症持续存在引起的并发症可能会使痛风患者陷入不可挽救的地步。

即使疼痛消失，高尿酸血症也会恶化

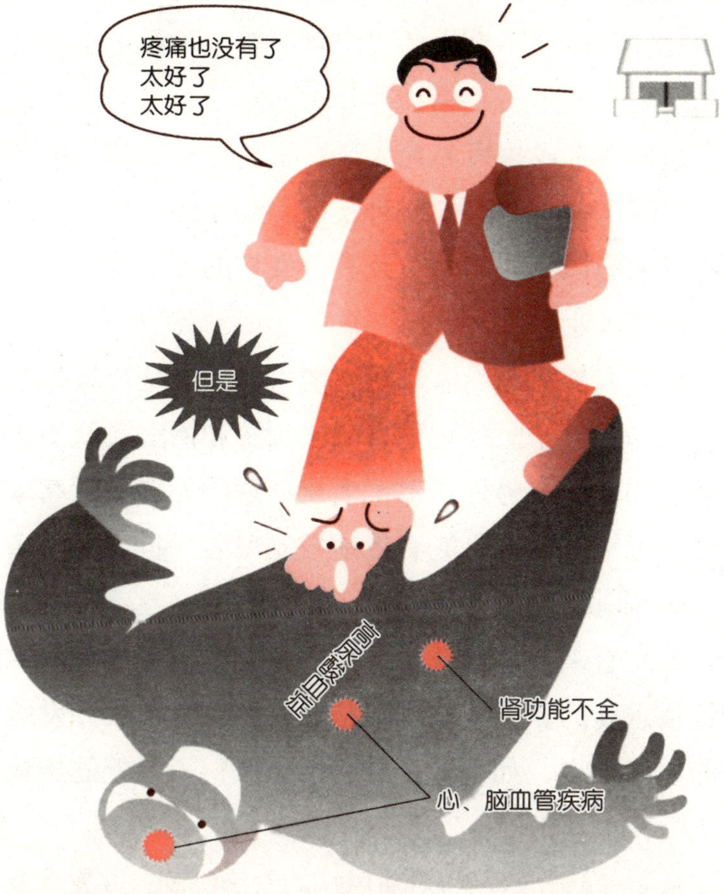

如果疼痛发作消失后不进行有效防治，高尿酸血症的并发症可能会导致痛风患者死亡

痛风是一种好治的疾病

不要过于担心痛风。痛风发病的原因不止一个，而是多种原因共同作用的产物。如果追究其发病原因，也就明白为何改变不良生活习惯可以在某种程度上预防痛风和高尿酸血症。

痛风患者或痛风高危人群，不要悲观失望。因为痛风和高尿酸血症是这样一种疾病：如果终身控制尿酸，就有远离痛风发作的痛苦及其并发症的可能，能和健康人一样快乐地生活。

很多人都认为，痛风在生活习惯病中是比较好治的一种。如果遵循医嘱进行有效的预防和治疗，就不会导致痛风的发作。另外，对于痛风高危的无症状性高尿酸血症患者来说，如果能有效地控制尿酸，也能一辈子不发作痛风地生活。

由此看来，掌握有关疾病的正确知识对于疾病的防治是很重要的。无论痛风还是高尿酸血症及其并发症，防治方法很多，如果能了解并遵照执行，就能健康快乐地生活。

从下一章开始，将对痛风病的发病机制、并发症及治疗方法等进行详细阐述。让我们从书中找出预防痛风发作的第一步吧。

痛风的应对方法很重要

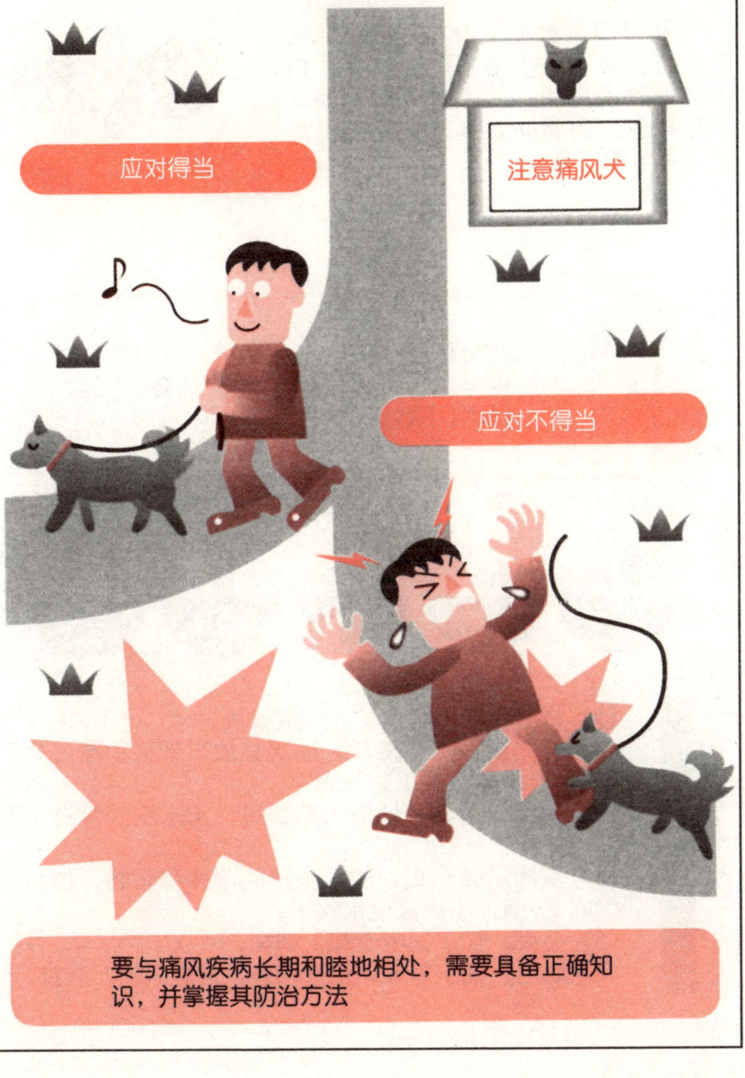

要与痛风疾病长期和睦地相处，需要具备正确知识，并掌握其防治方法

小知识栏 痛风人的用餐1

推荐菜谱：小菜——猪肉鸣门卷

从猪肉和裙带菜中，可以摄取充足的蛋白质、维生素、矿物质等。由于烹调时没用油，并出水脱脂，因此不用担心猪肉脂肪。这就是好吃但热量又不多的小菜。

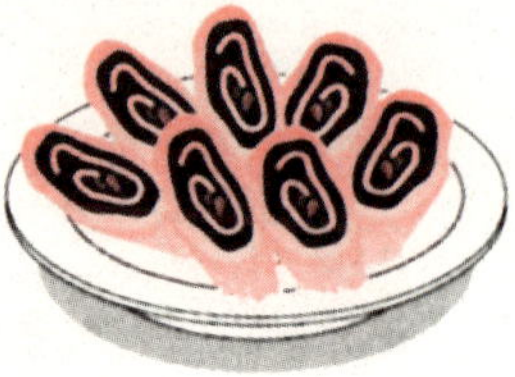

材料

（1人份） 猪后腿薄片肉70克，裙带菜（泡发）30克，泡白菜20克，酒和酱油各2小匙，料酒1小匙。

能量	蛋白质	脂肪	糖	盐
177千卡	14.6克	9克	6.7克	2.2克

做法

（1）将裙带菜用水泡发，切成大块。
（2）将猪肉一张张摊开，顺次叠放裙带菜和泡白菜，从前面卷几层，并用牙签固定。
（3）将猪肉卷整齐地放入煎锅里，加水至刚浸没，开大火煮沸。
（4）煮沸后转小火，除去上层的白沫和脂肪，加酒、酱油、料酒，小火煮至水收干。
（5）关火，置于锅中冷却，调味。
（6）取出，抽出牙签，用刀切开，呈旋涡状，装盘。

第2章

痛风发生的机制

痛风的元凶——尿酸

尿酸源于嘌呤

痛风是尿酸上升引起的关节疼痛疾病。痛风的背后，一定隐藏着高尿酸血症。高尿酸血症，就是体内尿酸增加，血液中尿酸过高的状况。

痛风是高尿酸血症恶化所引起的疾病，不是高尿酸血症患者一定会得痛风，但痛风患者99%都是患高尿酸血症者。

那么，痛风的元凶——尿酸，到底是什么物质呢？为了让大家理解尿酸，我们首先从嘌呤讲起。

提起嘌呤，想必大家会首先想到又甜又好吃的洋点心——嘌呤。它们的作用的确很相似，但它俩完全是不同的东西。这里说的嘌呤，是指具有嘌呤环化学结构的物质。嘌呤氧化后，才能变成尿酸。人体内的嘌呤，少部分是从食物中摄取的，大部分则是在体内合成。

体内生成嘌呤的途径

我们的身体，是由多达60×10^6个细胞所组成的。每个细胞又由细胞膜、细胞质、细胞核三部分组成。其中，细胞核含有一种叫核酸的物质，承担着传递遗传信息的重要作用。这种核酸就是嘌呤的原料。

在体内，新陈代谢就是新细胞生成，旧细胞死亡的过程。旧细胞被分解后排出体外，这时，刚才提到的核酸被分解，生成了嘌呤。

三磷腺苷（ATP）就是嘌呤的原料物质。ATP是运动、反应、代谢等所有活动所需能量的来源。ATP释放能量被分解之后，还可以再次还原成ATP。但是，ATP被急剧并大量使用时，会使嘌呤、尿酸转化增加。这一过程就叫ATP的能量代谢。开展剧烈运动后尿酸升高的原因，除了和肌肉活跃的新陈代谢有关之外，还与ATP的能量代谢有关。

生成嘌呤的功能，是维持生命活动不可缺少的。只要生命存在，嘌呤的生成、分解就不断重复。

生成嘌呤的两个途径

途径1

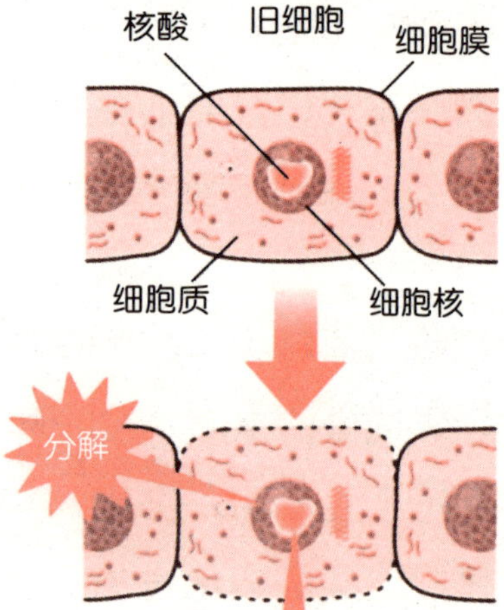

旧细胞由于新陈代谢被新细胞所顶替

旧细胞分解后被排出体外，此时核酸也分解

由于核酸分解，生成嘌呤

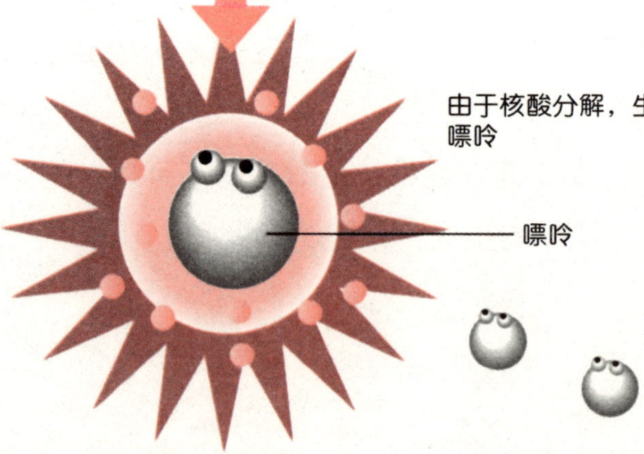

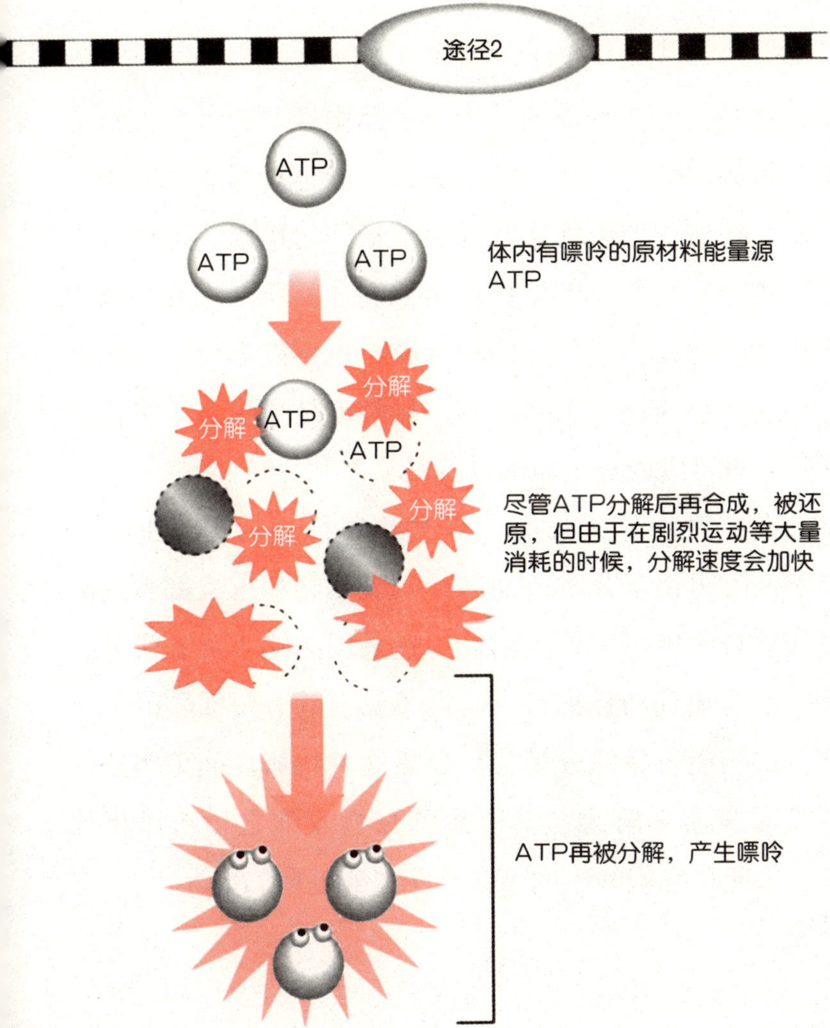

体内有嘌呤的原材料能量源ATP

尽管ATP分解后再合成，被还原，但由于在剧烈运动等大量消耗的时候，分解速度会加快

ATP再被分解，产生嘌呤

人类自身不能分解尿酸

尿酸是嘌呤的最终代谢产物

核酸、ATP合成的嘌呤及食品中摄取的嘌呤，都会被分解为尿酸。一旦分解为尿酸，就不能再继续分解。最后，尿酸作为废物从肾脏中与尿一起排出。这一过程叫作嘌呤的代谢。人们把这个代谢过程所产生的物质叫作代谢产物；不能再分解和合成，也不能再变化为其他物质的产物叫作代谢终产物。尿酸就是嘌呤的最终代谢产物，也可以说是生命活动的最终产物。

人、猴子等灵长类，鸟类及爬行动物的身上，不能对尿酸再进行分解。而其他哺乳动物和鱼类都具有将尿酸再分解排出体外的功能。这是因为除了灵长类外，几乎所有哺乳动物都有人类所不具有的分解尿酸的氧化酶，该酶能将尿酸分解为尿囊素这种物质。而鱼类还能再将尿囊素分解为易溶于水的尿囊素酸之后再排出体外，因此在它们的体内不会存在尿酸过剩的情况。

人类只能将嘌呤分解到尿酸

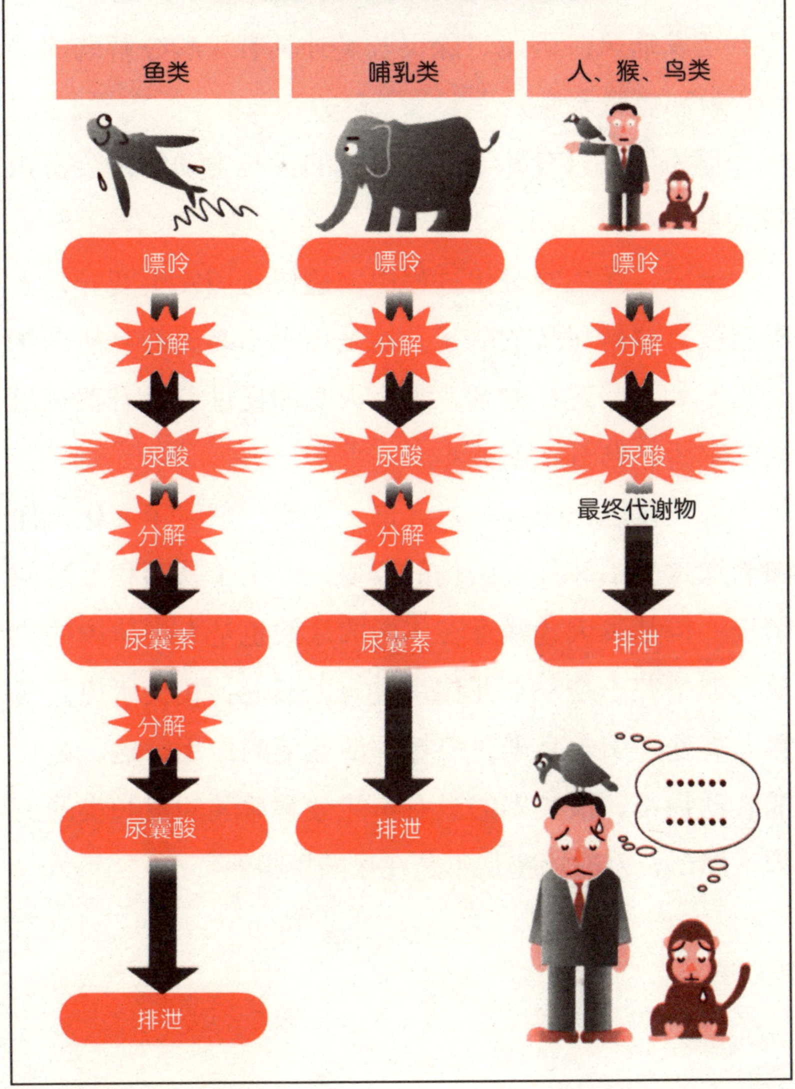

痛风只是灵长类动物易患的疾病吗

只要有对尿酸再分解的酶，尿酸就不会过剩，也不会诱发痛风。因此，除灵长类外具有尿酸分解酶的动物，就和痛风无缘。

那为什么只有处于进化顶峰的灵长类动物才会蓄积尿酸呢？

据说，在生物进化过程中，遗传基因发生变异，人类就没有分解尿酸的酶了。这是由于不必要的功能退化了吗？如果是这样的话，那么人类即便过着没有蓄积尿酸的生活，也不会得痛风。

人类在进化的同时，开创了文明，创建了文化。伴随着饮食生活和社会结构的改变，产生了易蓄积尿酸的情况。但是，因为残存在体内的尿酸也是人类体内的物质，似乎并不是一点儿作用没有。最近，相关研究发现尿酸有处理引起衰老、癌等的活性氧的作用。这就是在哺乳动物中，最长寿的只有不能分解尿酸的灵长类的原因。那么长寿的秘密是不是在尿酸里呢？

因遗传基因变异，人类失去分解尿酸的能力

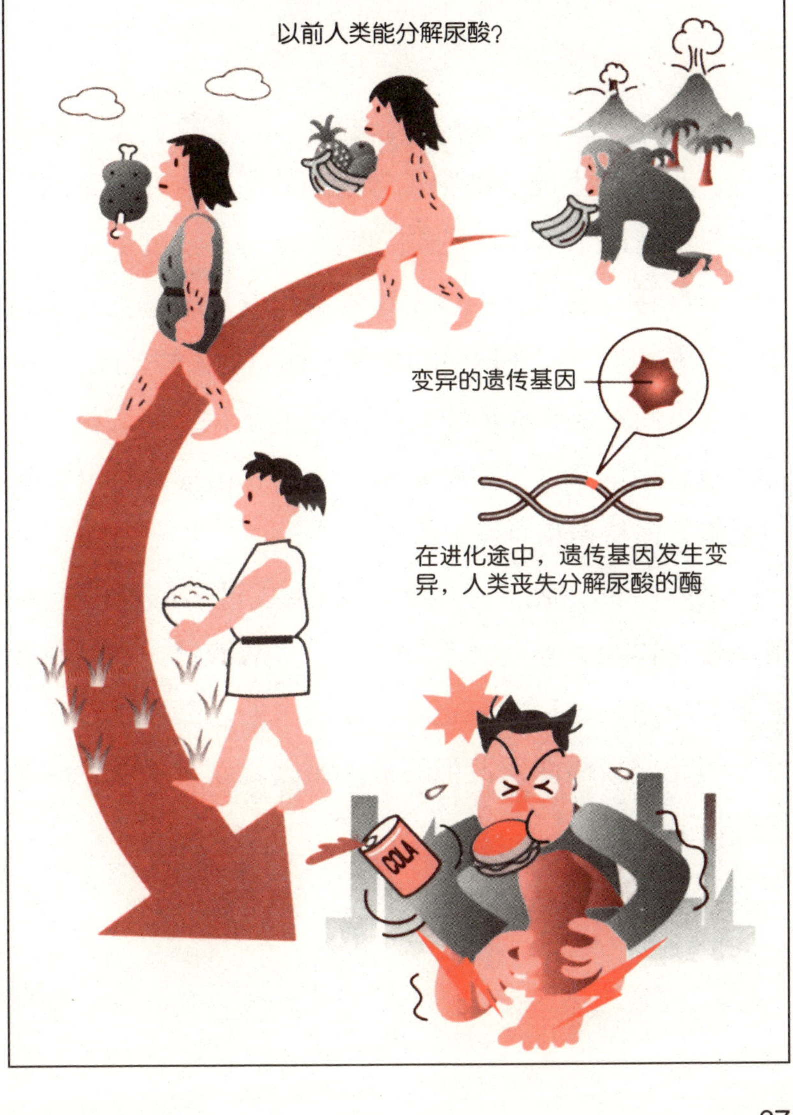

为什么尿酸会蓄积

一般身体中尿酸的储存量为1200毫克

尿酸对于人体来说不可缺少，但过多了又不好。而且，尿酸的生成是细胞正常活动的基础，在正常的生成、排泄情况下不存在任何问题。

据报道，健康人的体内通常蓄积着1200毫克左右的尿酸，人们把蓄积在体内的尿酸统称为“尿酸盐池”。

人体内每天合成尿酸大约700毫克，同时每天排泄和这个量近似的尿酸。尿酸盐池，在这样生成和排泄中处于平衡，保持着相对稳定的量。

当嘌呤的代谢发生异常，如生成过多的尿酸或排泄减慢，体内尿酸就会不断增加，尿酸滞留。当尿酸盐池中的尿酸超过1500毫克时，血液中的尿酸就超过正常值。因此，尿酸滞留蓄积的最大原因就在于尿酸生成增多或排泄减少。

尿酸量增加的原因

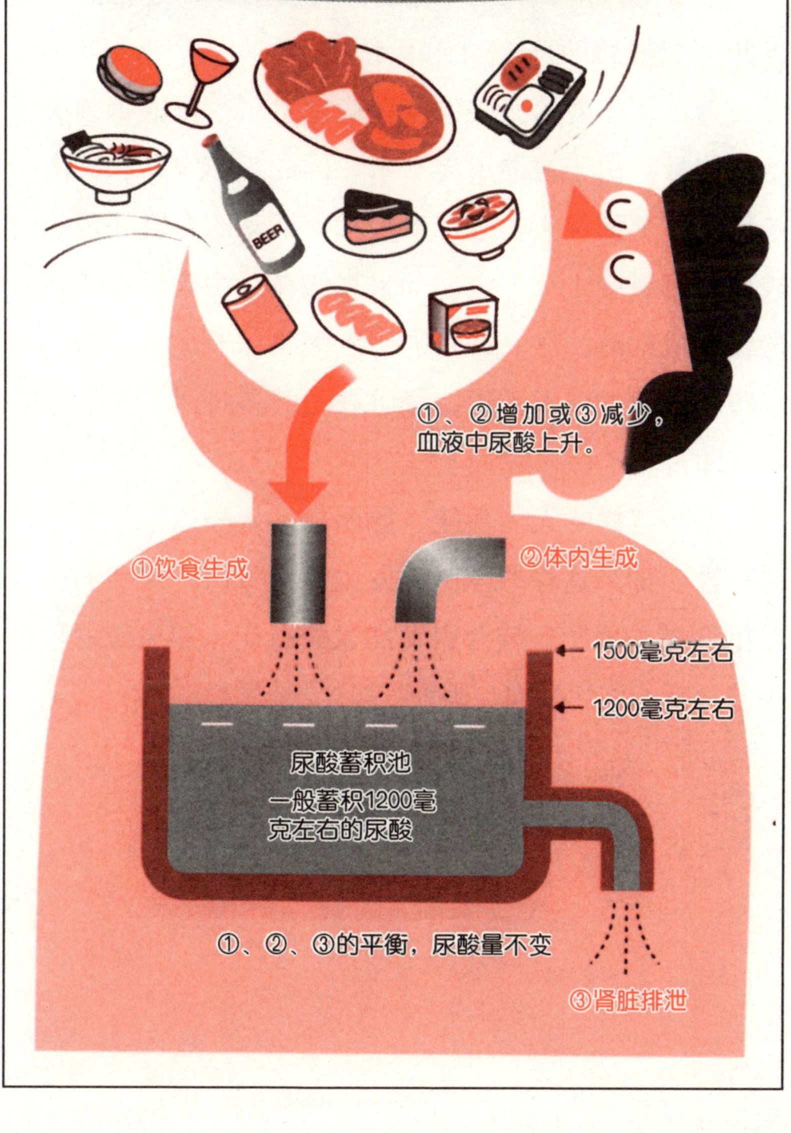

BEER
①、②增加或③减少，
血液中尿酸上升。
①饮食生成
②体内生成
1500毫克左右
1200毫克左右
尿酸蓄积池
一般蓄积1200毫克左右的尿酸
①、②、③的平衡，尿酸量不变
③肾脏排泄

尿酸不易溶于水，也不好排泄

尿酸的排泄，大约80%是经肾脏与尿一起排泄，剩下20%的尿酸则通过汗水和大便排出。

为了使体内的尿酸保持在稳定水平，排泄量须等于生成的量。由于尿酸不溶于水，因此就不容易和尿液一起排泄。更何况人类进行尿酸排泄活动的肾脏处理能力较低，排泄就十分有限。如果尿酸在尿中大量排泄，就慢慢形成结晶、结石，可能引发尿路结石或肾结石。为了防止这样的情况出现，肾脏就只具备排泄少量尿酸的功能即可。

看着这样的人体功能，您明白了尿酸原本就易结晶的特性。如果这样的体制再发生什么障碍，尿酸的生成和排泄失去平衡，就会引发高尿酸血症。那尿酸蓄积多少被诊断为高尿酸血症呢？

尿酸处理能力低下的原因

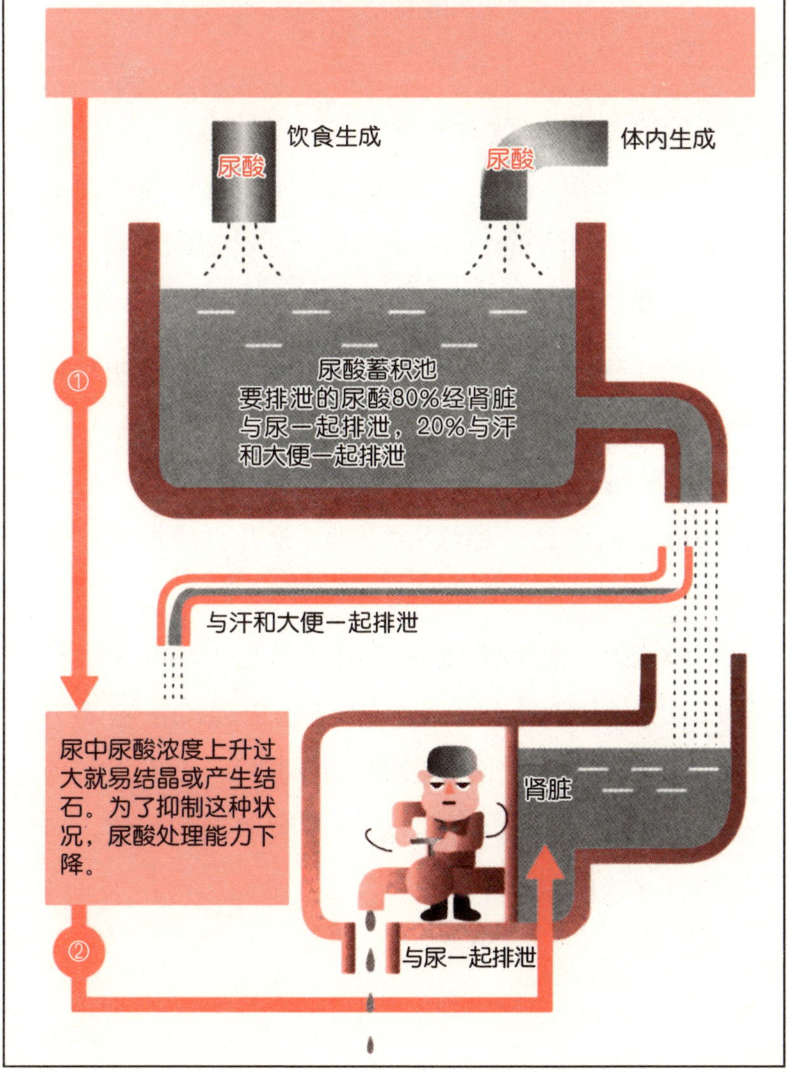

高尿酸血症

尿酸7毫克/分升以上就是高尿酸血症

尿酸值是表示1分升血液中含有尿酸的量。

如果尿酸蓄积过量，血液中的尿酸就升高。血液中的尿酸有一定的溶解度，血液不能无限将尿酸溶解，特别是尿酸过量的时候。理论上尿酸的溶解度是6.4毫克/分升，实际超过7毫克/分升就很难溶解并开始结晶，这时尿酸钠（尿酸盐）就在关节或其附近沉积。

尿酸超过7毫克/分升为高尿酸血症，7.5~8.5毫克/分升之间就更需注意，超过8.5毫克/分升，痛风就可能随时发作。

一般认为，成年男子尿酸的正常值是4.0~6.5毫克/分升，成年女子稍微低点，其正常值是3.0~5.0毫克/分升。另外，正常的尿酸值随年龄变化而不同，个人尿酸值也会因时间的不同略有变化。要想得到准确的数值，可以进行隔日多次测量。

从蓄积池溢出的尿酸使尿酸值上升

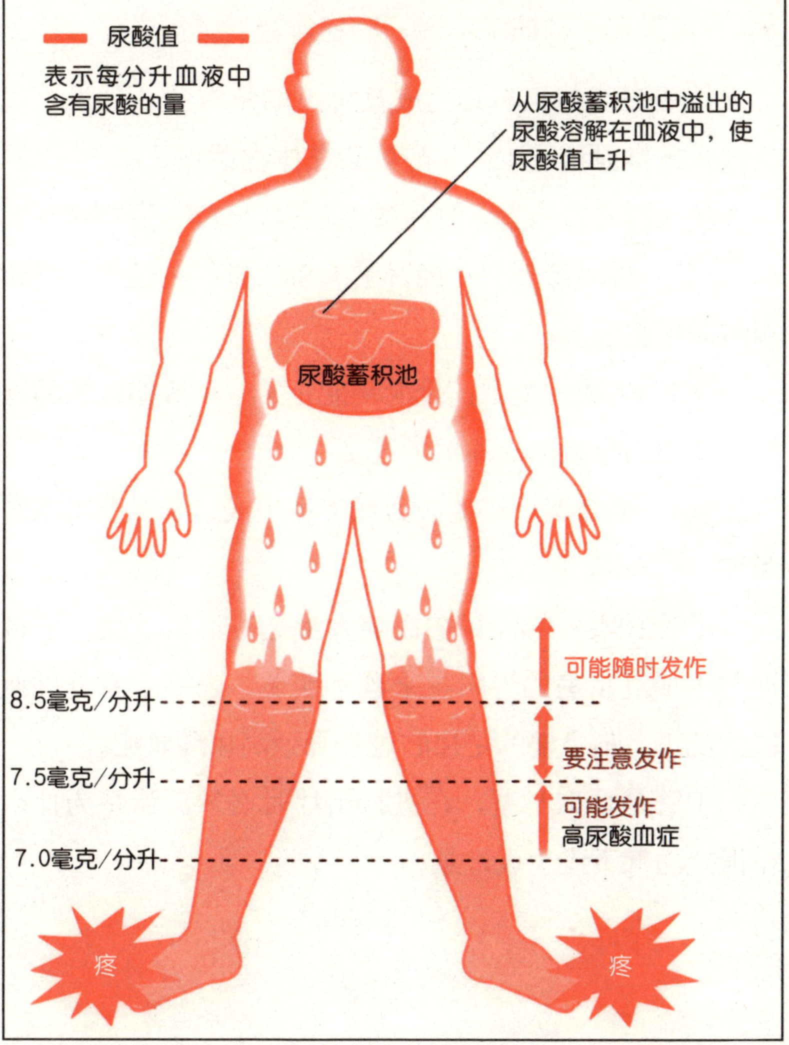

尿酸滞留人群的三种类型

日本人高尿酸血症中最多的是排泄低下型

尿酸滞留蓄积与其生成及排泄的量有关；如果生成量过多或排泄量过少，尿酸就会在体内蓄积。

从尿酸滞留来看，高尿酸血症可以分为三种类型：

（1）排泄低下型：经肾脏的尿酸排泄量过少，导致尿酸滞留量过多。

（2）生成过量型：排泄功能正常，生成的尿酸超过排泄能力而导致尿酸滞留量过多。

（3）混合型：排泄能力低下和生成过量混合出现的类型。

尽管日本人的高尿酸血症大都是排泄低下型，但最近与生成过量型的界限越来越不明显。表面上看是排泄能力低下，最主要的是尿酸过量导致高尿酸血症。

不管是什么类型，在进行治疗时必须弄清楚为什么排泄能力低下或生成过量。

高尿酸血症的三种类型

类型1
排泄低下型

经肾脏排泄的尿酸量减少，尿酸蓄积池溢出的类型

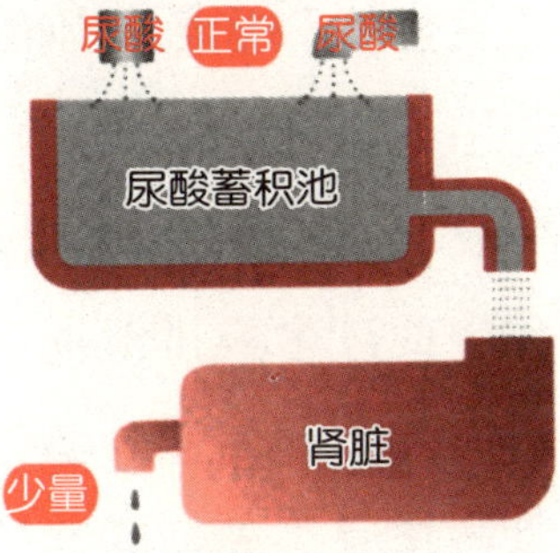

类型2
生成过量型

尽管排泄能力正常，由于生成过多的尿酸，尿酸蓄积池溢出的类型

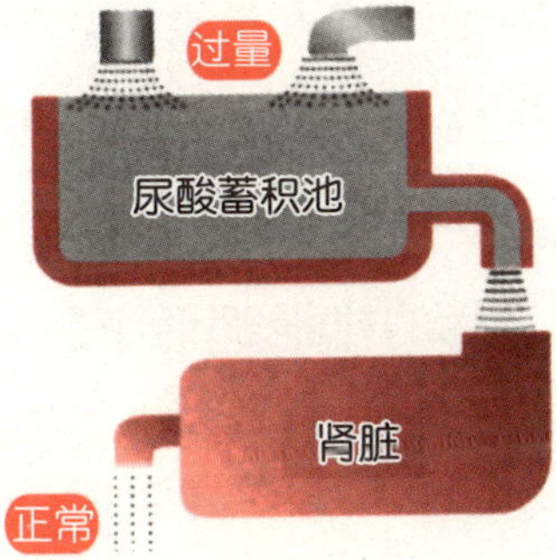

类型3
混合型

排泄低下型和生成过量型混合出现的类型

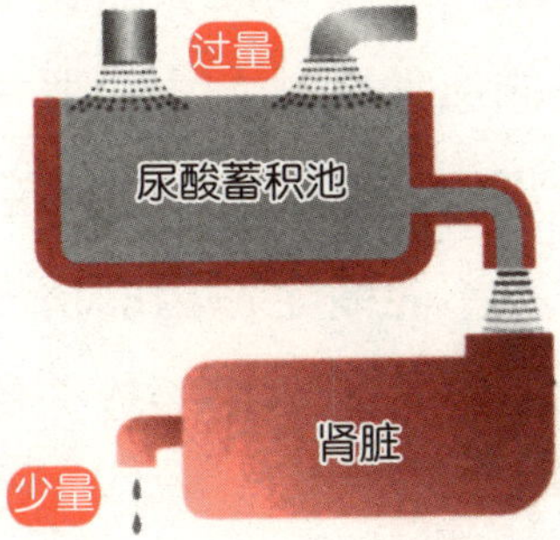

其他的疾病或药物所引起的高尿酸血症

高尿酸血症或痛风，有病因不明的原发性高尿酸血症（原发性）和病因明确的继发性高尿酸血症，目前临床上90%以上的患者都是前者。

继发性高尿酸血症就是由于其他疾病或药物导致的尿酸生成过多或排泄低下。比如，尿酸生成增多的原因有白血病、多发性骨髓瘤、溶血性贫血等血液疾病及自毁容貌症（先天性酶遗传疾病）等。一旦患上这些疾病，因细胞被大量破坏，尿酸生成就增多。

慢性肾功能不全患者中，由于肾功能低下而引发排泄减少。这种情况下，不仅仅尿酸，包括尿素氮在内的氮化合物的排泄都低下。另外，利尿降压药、结核药、降脂药、抗帕金森病药等药物也可能使尿酸的排泄低下。

治疗继发性高尿酸血症最有效的方法是消除使尿酸升高的原发病。如中止服用致尿酸升高的药物或治疗相关的疾病，高尿酸血症就能被消除。

在不能断定原因的情况下，可在采用饮食、运动防治的同时，还要排除疲劳等危险因素，以利于终身控制尿酸。

病因明确的继发性高尿酸血症

原发性高尿酸血症	继发性高尿酸血症
↓	↓
原因不明的疾病	原因是高尿酸血症、痛风以外的疾病和药物引起的
↓	↓
治疗	**治疗**
排除饮食、压力等危险因素	中断服用药物，进行疾病治疗

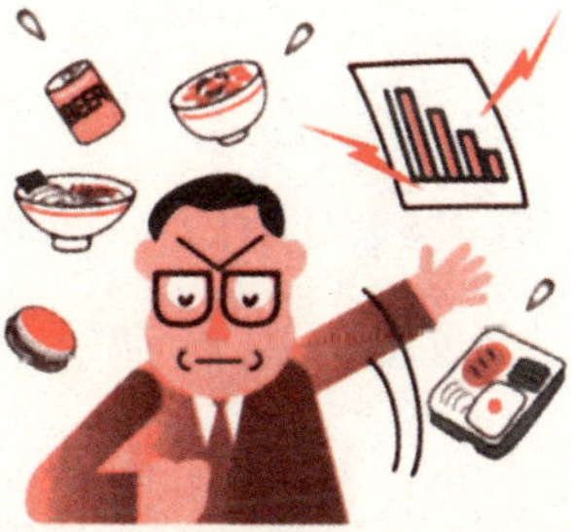

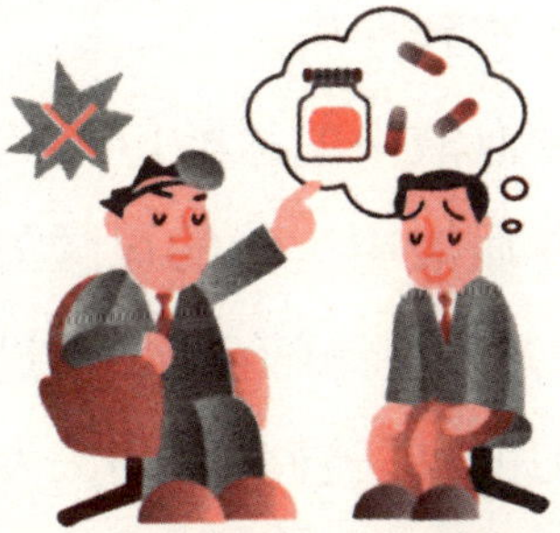

↓

终身控制尿酸

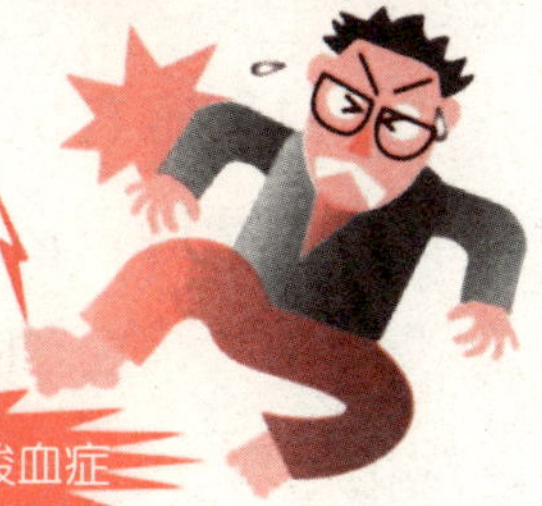

90%的患者是原发性高尿酸血症

尿酸盐和白细胞引发痛风

发作的实质就是白细胞和尿酸结晶的较量

我们已经明确了隐藏在痛风背后的是高尿酸血症，接着我们就开始研究引起“风吹刺激也疼”的痛风发作的原因。

痛风发作，简而言之，就是结晶化的尿酸在关节部位沉积，引发炎症的状态。但是，仅仅只有尿酸结晶在关节部位沉积，未必会引起痛风发作。炎症在患处存在时才感到疼痛。

血液中的尿酸值长期持续超过7毫克/分升，不能完全在血液中溶解的尿酸就在关节或组织中以一种叫尿酸钠的结晶形式存在。通过偏光显微镜可以看到这种呈松叶似的细长针状、闪闪发光的结晶。但这针状结晶，在体内却是异物。

因为白细胞有识别并清除异物的作用，当发现关节中的尿酸结晶后，白细胞将关节部位沉积的尿酸结晶判断为“外敌”，白细胞就不断聚集并对“外敌”展开攻击，竭力吞噬。

痛风患处的炎症是白细胞对尿酸结晶作用的结果

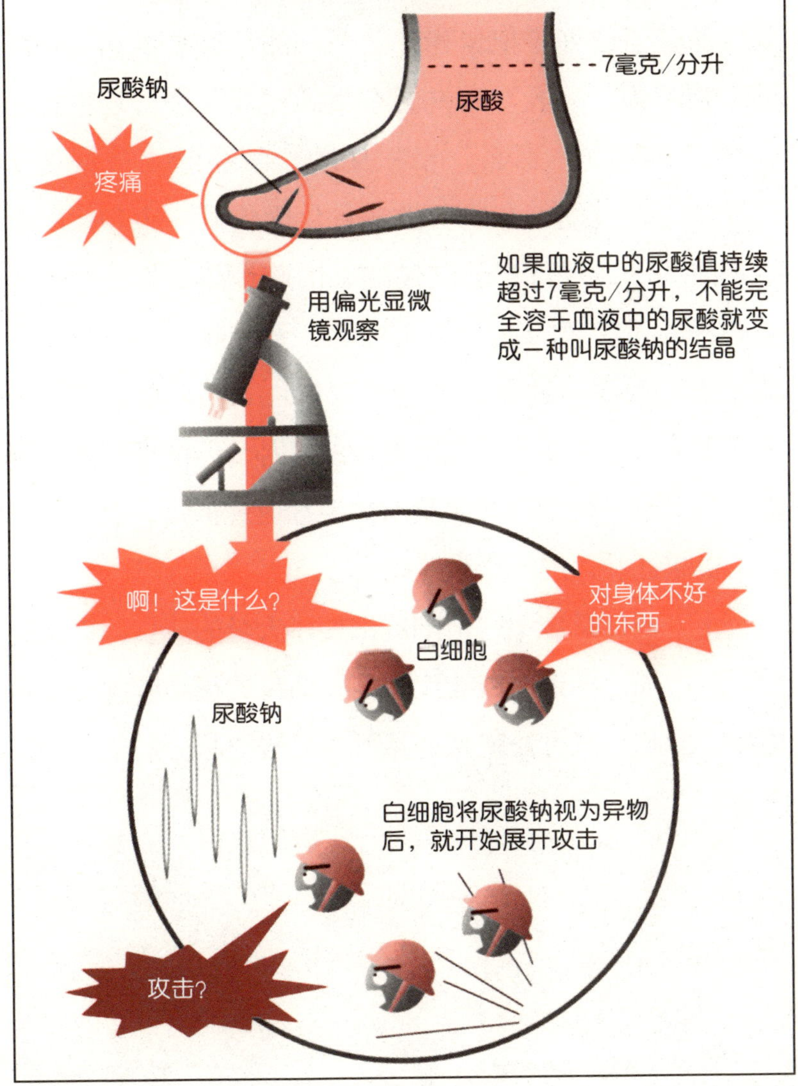

痛风发作的现场

尿酸一旦升高，关节等一些部位就容易形成尿酸盐结晶。当白细胞把聚积在关节部的尿酸盐结晶（尿酸钠）判断为“敌人”时就会召集同伴对其进行攻击，并全部“吞噬”。那么，聚积尿酸盐结晶的关节就成了“战场”。白细胞一边释放各种化学物质一边和尿酸盐结晶战斗，通过自己的消化酶来溶解结晶。但是，敌人是一种称为“尿酸钠”的无机物，无论被怎样折腾都无动于衷，最终不过是白细胞自取灭亡。而一般认为关节炎症正是由于在战斗过程中释放的各种酶、活性氧和前列腺素等引起。由于这些物质引起毛细血管扩张，血流量增大，引起红肿，进而产生疼痛。

由于炎症反应中，白细胞消耗了大量的能量，患处乳酸产生增加，导致血液酸度增高。而尿酸很难溶解于酸性溶液，因此，在患处就更容易形成尿酸结晶。

痛风的最前线——微观现场发生的事情

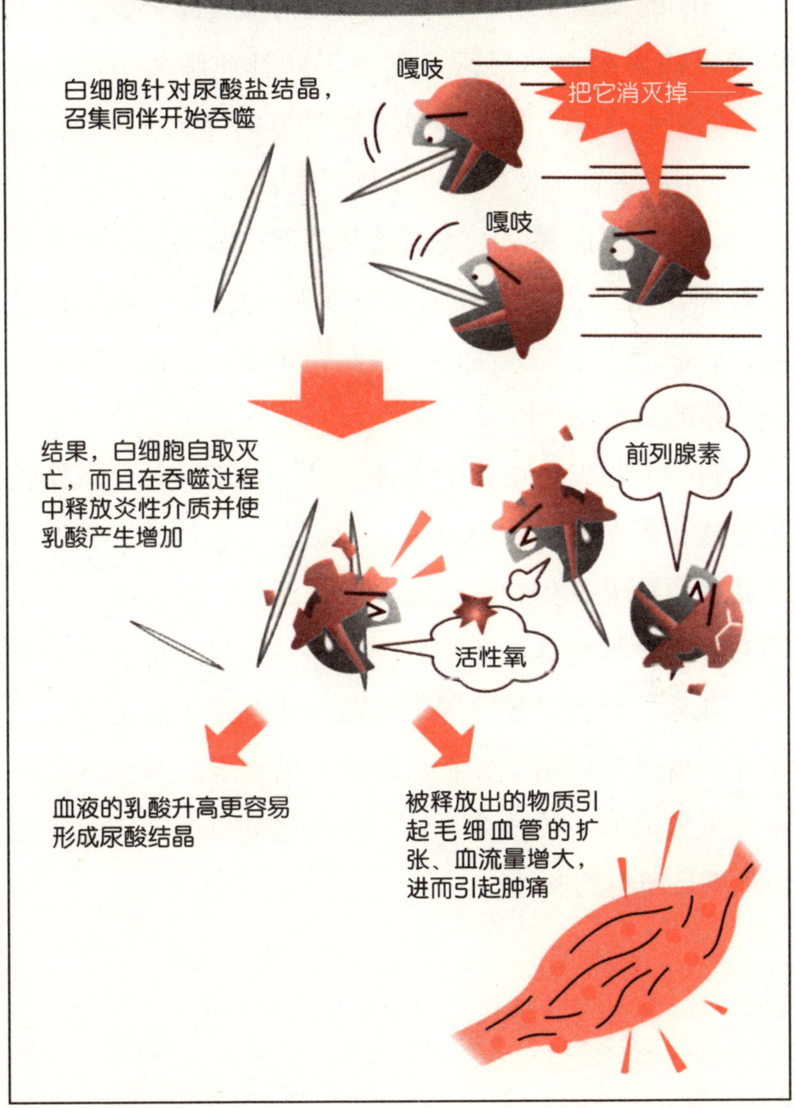

痛风发作的部位

70%的痛风患者首发部位是在踇趾。此外，也有人诉说疼痛发生在脚后跟、阿基里斯腱和膝关节等部位的。另外，手指、肘、肩等上肢关节也可能发生，其中90%以上患者首次发病部位多是下肢关节。

为什么下肢关节，尤其是踇趾部位容易发生呢？其原因尚不清楚。但是，痛风发作是尿酸变成尿酸钠结晶，炎症产生之后发生的，因此，基于此原因，容易发生结晶的地方都可以发生痛风。

归纳容易发生结晶的条件，可以列举的首要条件就是尿酸在蛋白质少的地方易和钠结合生成结晶。另外，结晶按顺序易发生在酸性强、经常运动、易承重、温度低的部分。根据这些条件看，结晶易发生的地方就是关节、耳垂、肾脏、尿路等。结晶沉积在关节就是痛风，在耳垂就是痛风结节，在尿路就是结石等。这些部位与易发生结晶的条件很多一致，在这些部位，关节尤其是踇趾满足所有的条件。

痛风发作的部位

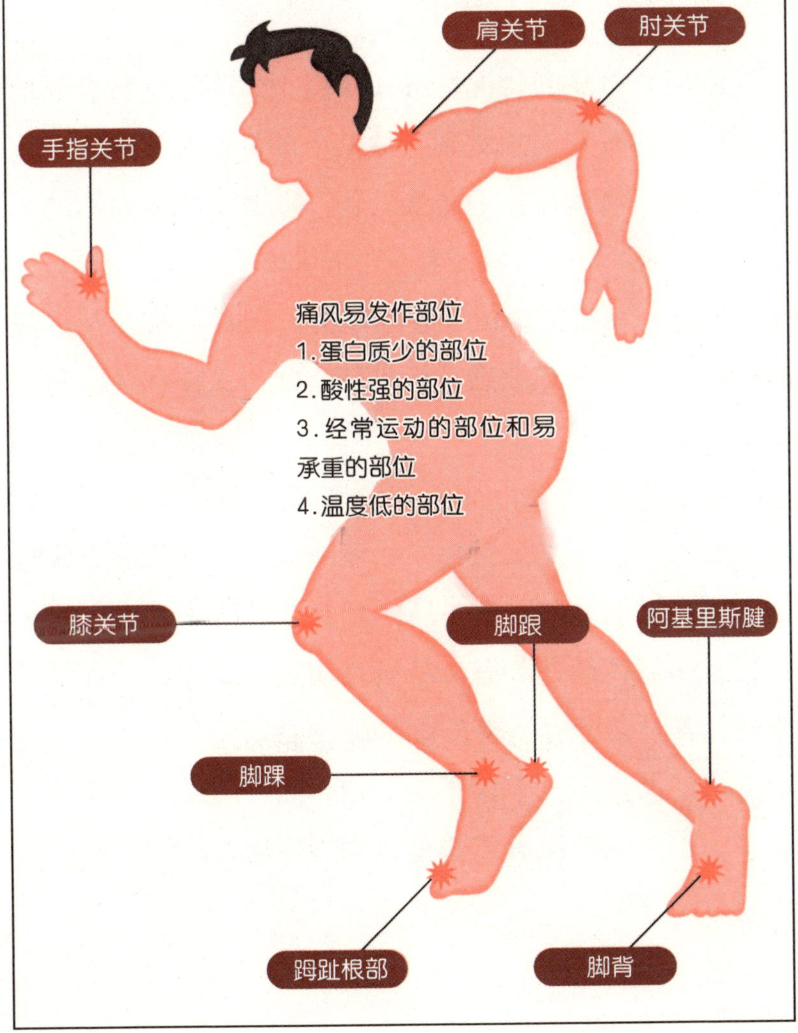
肩关节
肘关节
手指关节
痛风易发作部位
1.蛋白质少的部位
2.酸性强的部位
3.经常运动的部位和易承重的部位
4.温度低的部位
膝关节
脚跟
阿基里斯腱
脚踝
蹈趾根部
脚背

了解痛风发作的症状

剧烈疼痛，某天突然出现

高尿酸血症的状况持续10年以上，而不进行有效地控制，突然有一天感觉到身体某一部位疼痛。这就是痛风的症状。痛风往往是急性发作。以某个40岁左右的男性痛风患者Y先生为例，看一下他发作的症状。

Y先生在某企业担任管理职务，身材苗条，身体健康。尽管个性有点敏感，但责任心强，工作积极，充满热情。

最近应酬频繁，那天和顾客喝了酒就回家，之后吃了晚饭，洗澡之后又喝了一瓶啤酒，约11时就上床睡了。子夜过后，踇趾有不适的感觉，就醒了。误以为是扭伤，疼痛持续并加重。特别是用脚尖摩擦被子或稍稍改变位置时会产生不能忍受的剧烈疼痛。

第二天早上，不仅不能行走，而且踇趾疼得连鞋也穿不上了。以前没有体验过的剧烈疼痛，持续了整整两天。

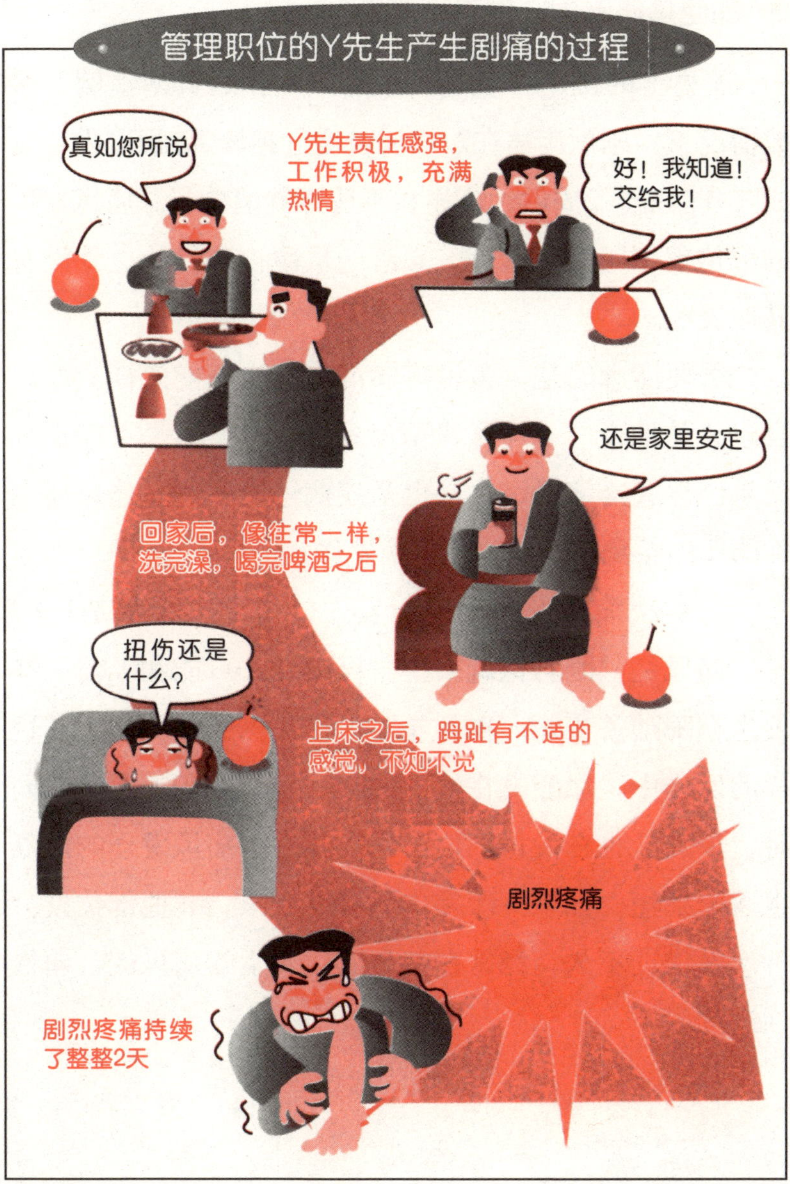
管理职位的Y先生产生剧痛的过程
Y先生责任感强，工作积极，充满热情
真如您所说
好！我知道！交给我！
回家后，像往常一样，洗完澡，喝完啤酒之后
还是家里安定
扭伤还是什么?
上床之后，踇趾有不适的感觉，不知不觉
剧烈疼痛
剧烈疼痛持续了整整2天

即使疼痛消失，也不能疏忽

Y先生的例子，就是一个痛风发作的典型案例。多数情况下，剧烈疼痛在2～3天就度过顶峰，1周以内就变成阵阵隐痛。2周后，疼痛和不适感就消失了。痛风发生的部位留下了紫色痕迹，脱落一层薄皮，除此之外没有其他表现。

需要注意的是，虽说疼痛消失但也不能忽视治疗。自以为是地说“不疼了，不用看医生”，后果可能十分严重。尽管疼痛已过去，但是疾病还没治好。痛风还在你的体内深藏，还有可能再次发作。

从首次痛风发作到再次发作的时间，大都是1～2年。痛风是“刚忘记就来”。再次发作可能和以前一样发生在踇趾关节处，也可能发生在对侧肢体关节，在这样的发作中，尿酸就在体内的某一部位沉积，发作的同时，尿酸盐也在发作部位沉积。此后，痛风发作的间隔也逐渐缩短。如果一次发作还没有结束，其他部位就会再次发作，不久，经常在某个部位发生的痛风就会向慢性过渡。

即使疼痛消失，痛风也潜藏体内

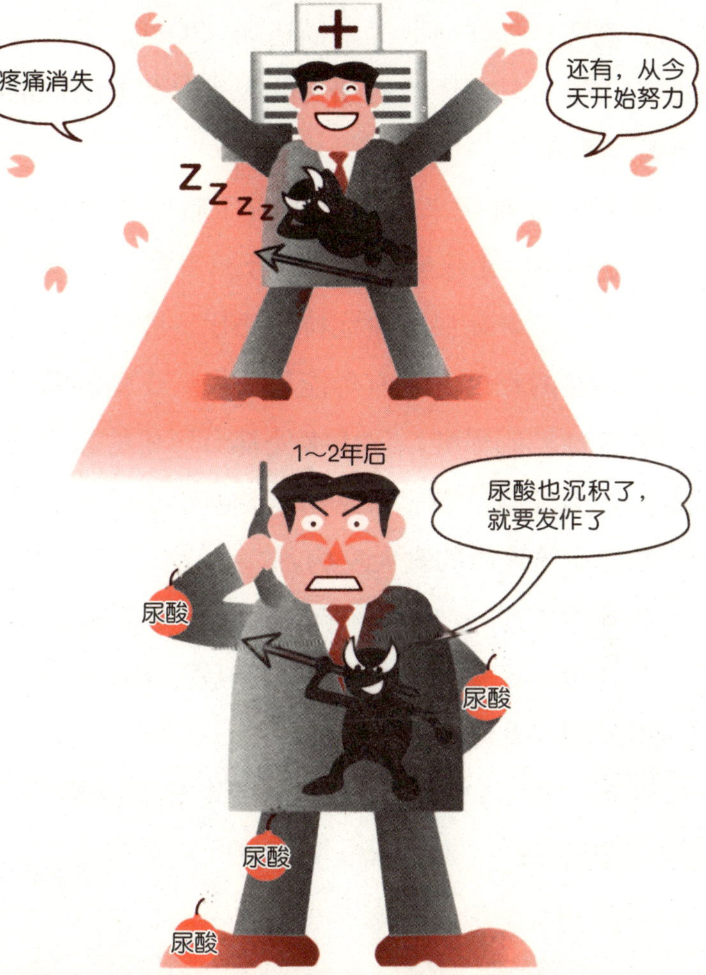

即使疼痛消失，也不能放松治疗，这一点相当重要

痛风发作传达的是高尿酸血症的信号

痛风发作者常用“就好像用钳子夹住脚那样疼”“好像用针刺伤口那样疼”等来描述痛风的疼。感受过剧烈疼痛的人或者有幸还没有感受的人可以想象痛风的疼痛是难以忍受的。

从高尿酸血症来看，痛风的疼痛作为一种自觉症状，只是传达一个尿酸过高的信号。

但有些患者高尿酸血症持续恶化，即使已经发展到在关节结晶的程度，也有可能不会发生疼痛的信号。如果不有效地控制尿酸，体内多处都会形成结晶或结石。就有可能引发肾结石、尿路结石，甚至引起缺血性心脏病、脑溢血等致命的重大疾病。

痛风患者的平均生存年限比健康人要短10年。但是，其死因不是痛风发作本身，而是因痛风或高尿酸血症所引起的并发症缩短了生存年限。

在下一章节，我们就来看伴有并发症的痛风和高尿酸血症并发症。

痛风的疼痛传达的是尿酸上升的信号

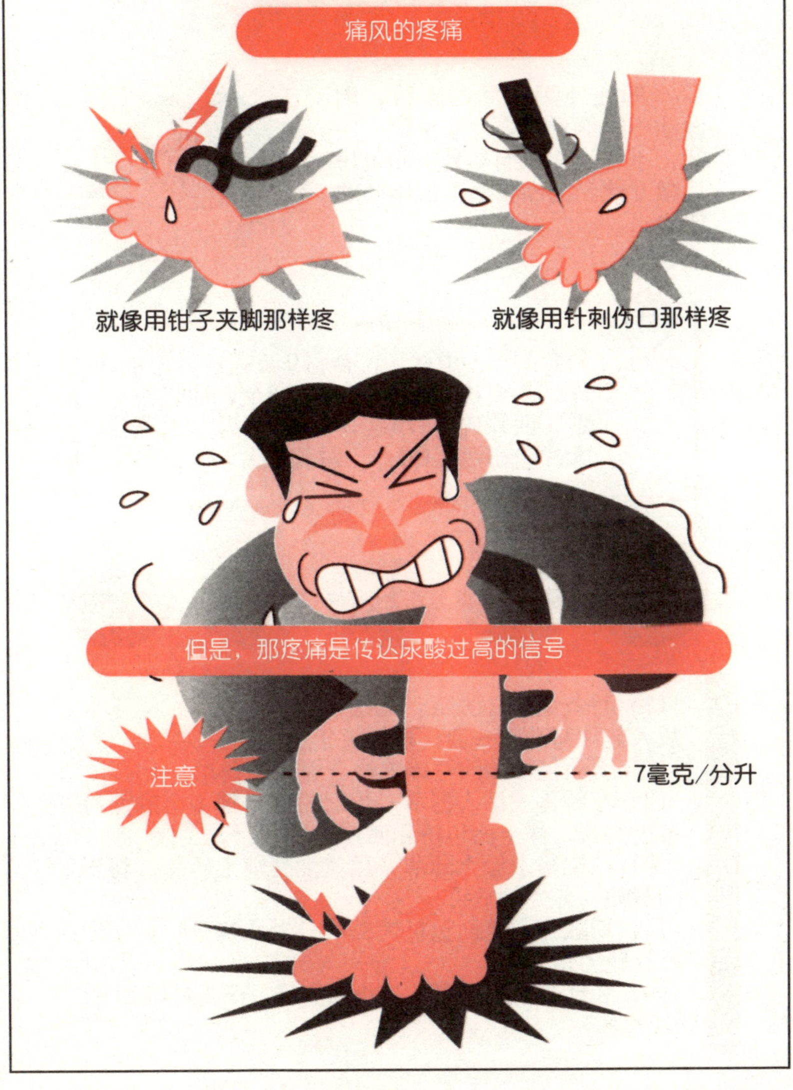

小知识栏 痛风患者的用餐2

推荐菜谱：小菜——面包粉烤竹鱼

即使使用相同的素材，因做法不同能量也会发生变化。因此，不用油炸，而是裹上面包粉后敞开烤。为高蛋白、低脂肪的佳肴。

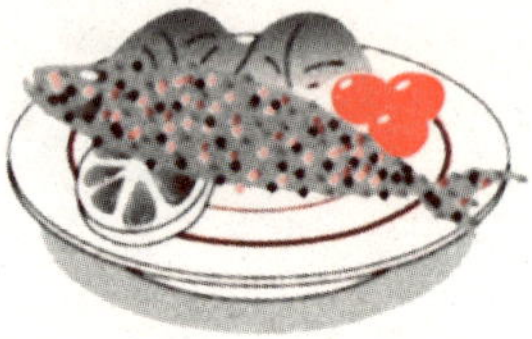

材料

（1人份）竹鱼1尾（60克），盐（0.6克），酱油少许，小麦粉1小匙，鸡蛋1/5个，面包粉2大匙，西芹碎末1小匙，黄油1小匙，生菜叶1大片，小西红柿5个，柠檬切片1片

能量	蛋白质	脂肪	糖	盐
183千卡	14.2克	9.0克	9.9克	1.2克

做法

（1）竹鱼刮鳞，去头，掏出鳃和肠，洗净，空干水。放入盐和酱油腌一会，再次控干水。
（2）将面包粉和西芹碎末混合搅拌，备用。
（3）在竹鱼上沾上薄薄一层面粉并抖掉多余的面粉，裹上鸡蛋，抹上面包粉和西芹的混合物。
（4）在铝箔上涂上薄薄一层黄油并放上竹鱼，将剩下的黄油，各处都放点。
（5）用敞开式烤面包机烤8～9分钟，烤至竹鱼呈浅茶色且脆为止。
（6）装盘，配上生菜叶、小西红柿，添上柠檬切片。

第3章

痛风易并发的疾病

并发症可缩短痛风患者的寿命

致命、可怕的并发症

痛风在疼痛发作消失之后，症状就不会再现，很容易忽视对高尿酸血症的治疗。忽视了对高尿酸血症的治疗则会导致并发症的发生。人们说糖尿病是“并发症商场”，意思是说糖尿病能引起很多的并发症。痛风也会引发多种并发症的疾病。那痛风的并发症是什么呢？

首先，体内尿酸增加，肾脏和尿路就有结晶沉积，可引起肾功能不全或尿路结石。其次，痛风可并发肥胖、高脂血症、糖尿病等生活习惯病，但这些病和痛风有一个营养过剩的共同原因。营养过剩的状态持续，导致动脉粥样硬化的出现，可能引发高血压、缺血性心脏病、脑血管意外等。

缺血性心脏病、脑血管意外、肾功能不全都是可以致命的疾病。痛风患者在完全控制尿酸和不控制尿酸的情况下，二者之间的平均寿命会相差10岁。痛风患者要长寿，在有规律控制尿酸的同时，也要防治其并发症，二者对于痛风患者同等重要。

痛风的并发症

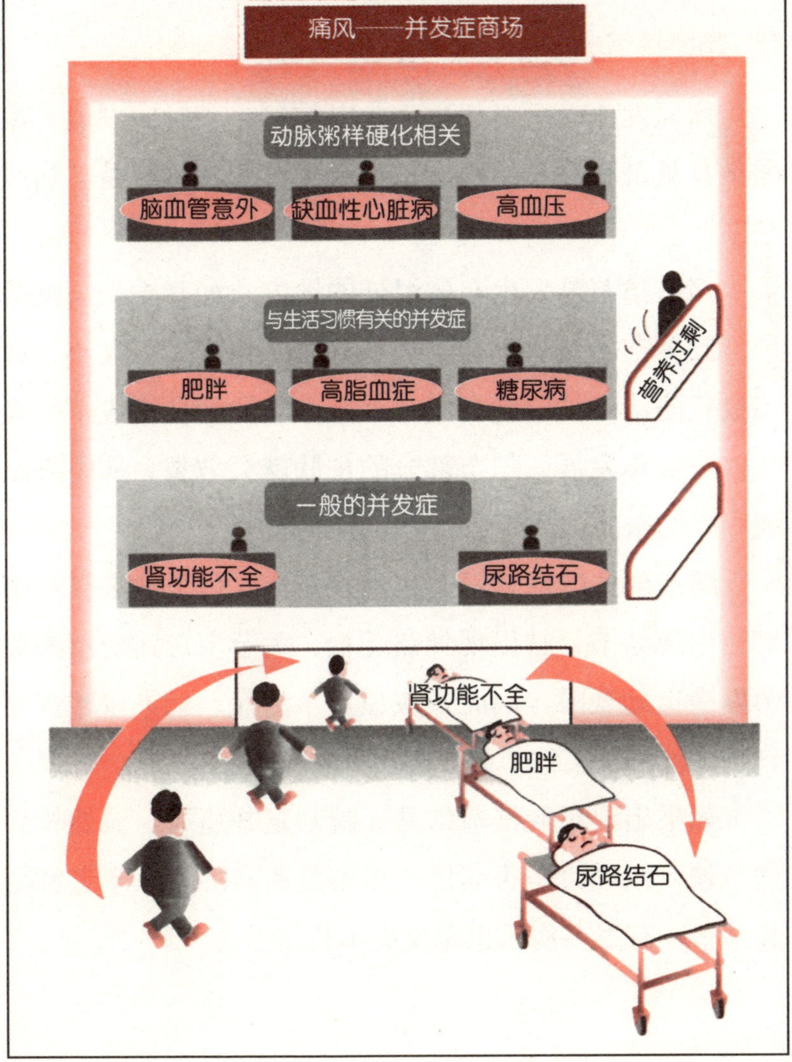
痛风——并发症商场
动脉粥样硬化相关
脑血管意外
缺血性心脏病
高血压
与生活习惯有关的并发症
肥胖
高脂血症
糖尿病
营养过剩
一般的并发症
肾功能不全
尿路结石
肾功能不全
肥胖
尿路结石

和尿酸有密切关系的疾病

痛风结节——尿酸结晶沉积后形成的突起

痛风发作之后对尿酸不加以控制，长时间发展，尿酸结晶就沉积在身体很多部位形成突起。这就是“痛风结节”。

痛风结节易发生在体温低的地方，如耳垂、脚趾关节、膝关节外侧等部位。最初只有米粒或大豆大小，如不进行防治，结节就会出现多个，有的如核桃或苹果大小。进一步发展，结节部分的皮肤就会破裂，从中露出壳一样的东西，这就是那个尿酸结晶。

结节部位疼痛较轻，也没有炎症。但是如果在关节部位出现结节，就出现骨骼受损，关节变形，变形的关节发生运动受限，因此，应该及早治疗。如果尿酸恢复到正常值，关节结节就会缩小，并慢慢消失。

如果出现尿酸结节结晶，就一定是痛风。显然检查结节就可以确诊是否痛风，但不是所有的痛风患者都会长结节，有很多痛风患者反而不长结节。

如果长时间不治疗高尿酸血症，就会形成痛风结节

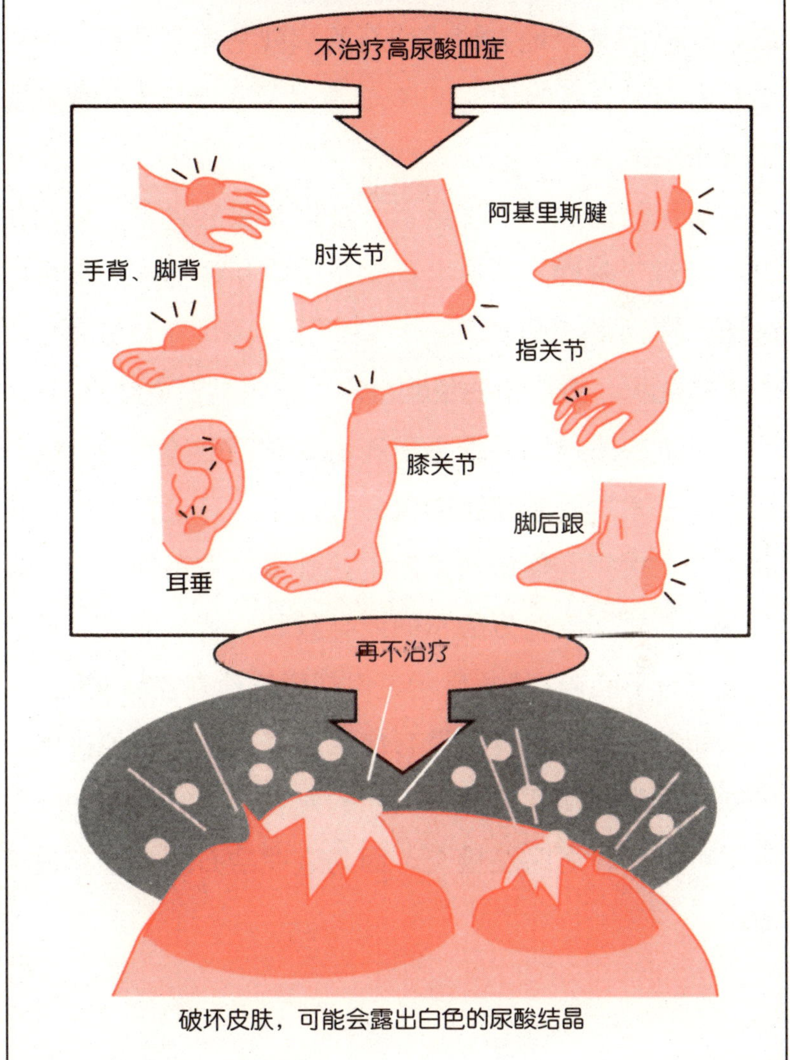

尿路结石——常在痛风发作之前发生

尿液经过肾脏、膀胱、尿道排泄。这个路径叫尿路，尿路的某个地方形成结石的病就是尿路结石。尿路结石占痛风患者的10%~30%，有时候在痛风发作之前先出现尿路结石。

痛风的情况下出现结石，是因为尿酸过多，结晶化以后形成了凝固。还有，如果患上高尿酸血症，尿中的pH值（表示酸碱性的指标）偏酸性，尿酸在肾脏和尿路中更易沉积，血液中的尿酸越高，就越易形成结石。

患上尿路结石，就会出现血尿和剧烈的腹痛。结石从肾脏经输尿管到膀胱的流动过程中，可使肾脏受伤出血并产生疼痛。疼痛通常发生在腹部左右两侧侧面，也有因结石所在的地方的不同而导致腰、背部疼痛。可能尿路结石不能在X线片显示，但超声波检查容易发现。

如果结石小，可在没有症状的情况下随小便排出，可能会听到碰撞便器“咔嚓”的声音。这时排出的结石应尽可能取样送医院检查，因为查明结石的成分有益于治疗。

尿路结石发生的部位

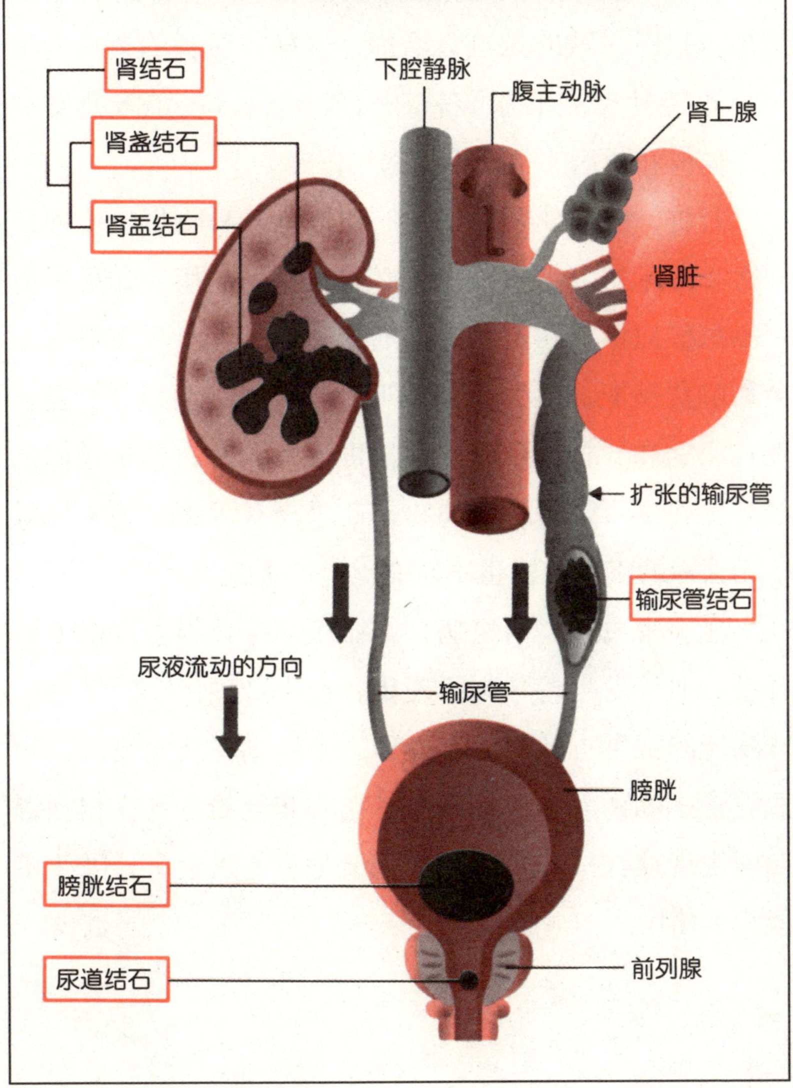
肾结石
肾盏结石
肾盂结石
下腔静脉
腹主动脉
肾上腺
肾脏
扩张的输尿管
输尿管结石
尿液流动的方向
输尿管
膀胱
膀胱结石
尿道结石
前列腺

肾病——曾在因痛风死亡的原因中占居首位

大部分尿酸经肾脏排泄到体外。如果体内的尿酸增加，排泄尿酸的量也会增加，这样，肾脏的负担增加了，不能处理完的尿酸就在肾脏沉积。在众多并发症中，痛风和肾病的关系相当密切。

肾脏，除了使聚集体内的代谢物和异物排出体外，同时，还承担着从中再吸收必要物质的作用。如果不治疗高尿酸血症，滞留在肾脏的尿酸结晶就会形成结石，会影响肾功能。这样的肾脏叫“痛风肾”；如果不能处理代谢物和异物，可能并发尿毒症而致命。尽管现在已经开发许多可以治疗的药物，几乎没有因痛风并发尿毒症而丢命的案例，但也不能有丝毫的大意。

在高脂血症、糖尿病、高血压等综合因素作用下，肾脏的血管发生动脉粥样硬化，产生肾硬化症。反之，肾功能的低下也是引发高血压、动脉粥样硬化及心、脑血管疾病的诱因。正是由于肾病和其他的并发症相互影响而出现症状，并有可能使病情加重危及生命，因此不能小看痛风。

慢性肾功能不全的机制

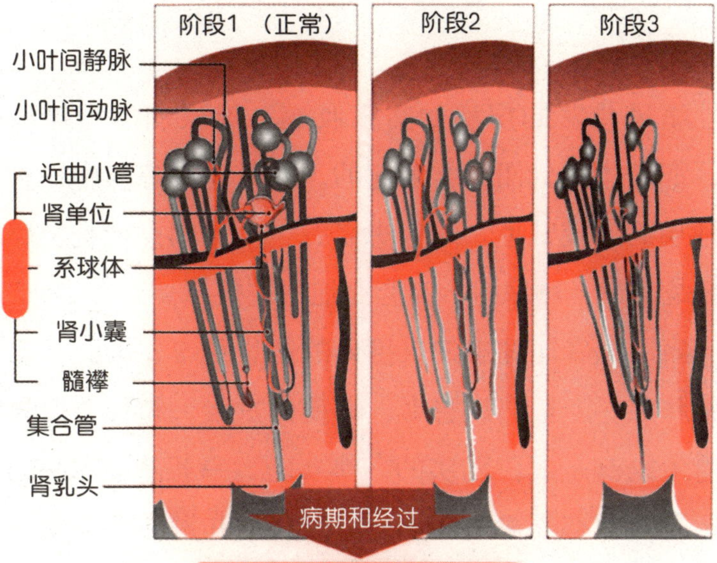

第1期　肾后备力量减少

肾单位减少到正常值的1/2。几乎没有自发症状（从阶段1到阶段2变化阶段）。

第2期　肾功能障碍

出现氮质血症、夜间多尿、轻度贫血（阶段2）。

第3期　肾功能代谢不全

肾脏两侧都萎缩。头重、食欲缺乏、贫血、脚痉挛等自发症也很剧烈（在阶段2向阶段3变化的阶段）。

第4期　尿毒症

出现尿毒症症状，全身器官出现衰竭。需要进行血液透析、肾移植治疗。

如果不改善生活习惯……

肥胖症——要注意结实型肥胖

痛风并发的疾病如高脂血症、糖尿病等与痛风一样，都是体内代谢异常引起的。痛风患者患其中一种或两种疾病比较常见，这些患者有一个共同点就是肥胖。肥胖是痛风、糖尿病、高脂血症的连接点。

痛风患者比健康的人摄入的能量更多，因此，易并发肥胖症。一般痛风患者，即使体重大大超标，但外观上看上去却是肌肉结实的。事实上，有报道说60%的相扑运动员都有高尿酸血症。尿酸代谢和肥胖关系复杂，目前尚未完全明了，不能仅重视肥满度（体重与身高比值），还需要检查脂肪组织的增加量、脂肪和肌肉的比率。

治疗痛风和预防并发症，减肥尤为重要。但减肥的时候，体重突然减少，尿酸增加，痛风易发作。科学的方法是减肥要注意营养均衡，一个月瘦3千克左右较为合适。

根据身体质量指数（BMI）计算得出理想体重

身高（米）	理想体重（千克）	身高（米）	理想体重（千克）
1.50	49.5	1.68	62.0
1.51	50.1	1.69	62.8
1.52	50.8	1.70	63.5
1.53	51.4	1.71	64.3
1.54	52.1	1.72	65.0
1.55	52.8	1.73	65.8
1.56	53.5	1.74	66.6
1.57	54.2	1.75	67.3
1.58	54.9	1.76	68.1
1.59	55.6	1.77	68.9
1.60	56.3	1.78	69.7
1.61	57.0	1.79	70.4
1.62	57.7	1.80	71.2
1.63	58.4	1.81	72.0
1.64	59.1	1.82	72.8
1.05	59.8	1.83	73.6
1.66	60.6	1.84	74.4
1.67	61.3	1.85	75.2

体重精确到小数点后一位

注：BMI=体重/身高^2
BMI值在18～27为正常范围；BMI值是22的人寿命最长。
表中的理想体重=身高^2×22

高脂血症——原因是高热量食物或尿酸引起高密度脂蛋白降低

贪吃、好酒、动物性蛋白质摄入过多……高脂血症的这些病因也是痛风的原因。因此，痛风患者较易患上高脂血症。

高脂血症，就是血液中总胆固醇大于220毫克／分升或者三酰甘油（中性脂肪）大于150毫克／分升的状态。其中，痛风在并发高脂血症的情况下，尤其是三酰甘油的增加很明显。总胆固醇尽管并不高，但高密度脂蛋白（一种有益的血脂成分）的下降很明显。

三酰甘油增加的主要原因是由于饮酒和贪吃导致摄取热量过多。三酰甘油主要是利用酒精和糖合成，减少酒和糖的摄入量，血液中的三酰甘油就会减少很多。此外，尿酸还降低预防高脂血症而形成的高密度脂蛋白的作用，尿酸越高的人越易发生高脂血症。高密度脂蛋白减少，增加了患动脉粥样硬化的概率，成为心肌梗死、心绞痛等缺血性心肌病的诱因。高密度脂蛋白降低的人，要注意适当的运动和禁烟酒。

尿酸和三酰甘油——两重因素导致高脂血症

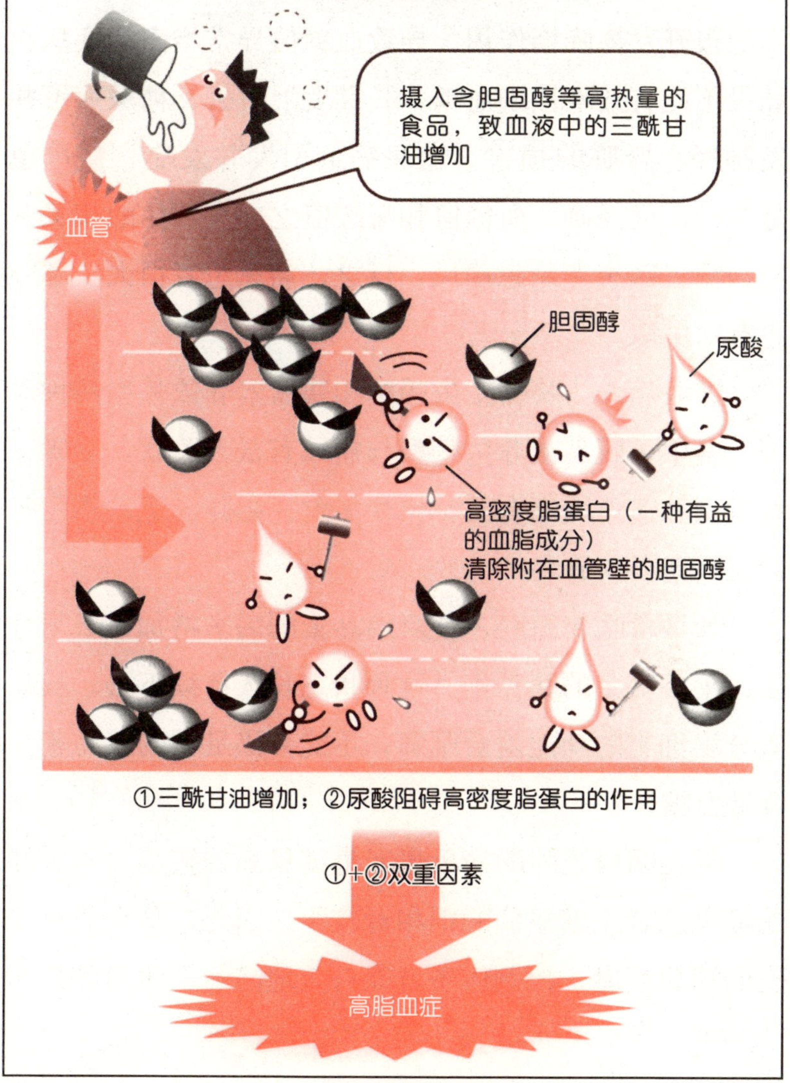

糖尿病——贪吃、肥胖、运动不足影响很大

糖尿病是由于胰岛素相对或绝对分泌不足，致使其不能很好发挥降糖作用，导致血糖值异常增高的疾病。如果不能有效地控制血糖，长期发展下去，糖尿病可并发神经、肾脏的损害。糖尿病会引发并发症，痛风也是其一。已经确认血糖值和尿酸值之间有明显的相关关系，糖尿病患者易患痛风；反之，痛风患者很大一部分患有糖尿病。

糖尿病分为胰岛素依赖型和胰岛素非依赖型两种类型，其中，胰岛素非依赖型与痛风有很大关联。尽管这种类型和遗传因素有关，但受多食、肥胖、运动不足等后天因素影响最大。

如果贪吃变肥胖，就对胰岛素的需求增加，必须分泌比平常更多的胰岛素。这种状态长久持续下去，胰岛素分泌细胞的功能就会削弱，不能分泌足够的胰岛素来降低血糖。

现在明白肥胖的痛风患者患糖尿病的较多，不肥胖的痛风患者患糖尿病的则相对较少。因此，很多痛风并发的糖尿病者，控制体重就能有效地防治上述两种疾病的加重。

糖尿病发生的机制

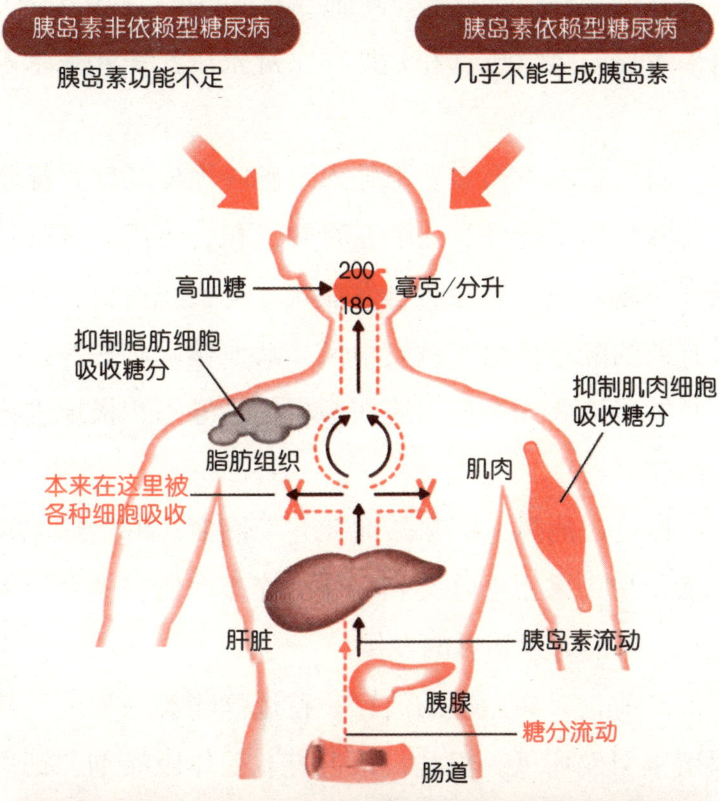

在肠道中被吸收的糖分，由血液输送到肝脏及全身组织后被细胞吸收。胰岛素的功能衰退后，血液中的糖分不仅不易被肌肉、脂肪组织的细胞吸收，同时还促进肝糖原分解。最终导致了血糖的升高

高血压——肥胖促使动脉粥样硬化导致血压升高

高血压也是痛风病患者易并发的疾病之一。WHO（世界卫生组织）规定，高血压是指高压（收缩压）140毫米汞柱以上，或（和）低压（舒张压）在90毫米汞柱以上。

痛风患者中很多是肥胖人，肥胖促使动脉粥样硬化并发高血压。此外，尿酸在肾脏沉积，可能因肾脏功能低下，高血压一般没有自发症状，易被忽视，长期不进行有效的降压治疗可诱发中风、缺血性心脏病等疾病。一旦被确诊为高血压，应在医生的指导下积极地进行降压治疗。

但是，痛风、高尿酸血症并发高血压的治疗尤其要注意，如果采用噻嗪类利尿药治疗高血压，就会使尿酸上升，可能导致痛风的发作。

以前，对高血压的治疗，首选噻嗪类利尿药，其副作用常引发痛风。但是，最近有β受体阻滞剂、钙离子拮抗剂等治疗药。进行高血压治疗的时候，必须告诉医生患有痛风或高尿酸血症的病史，以便医生选择合适的药物进行治疗。

可怕的高血压并发症

蛛网膜下腔出血

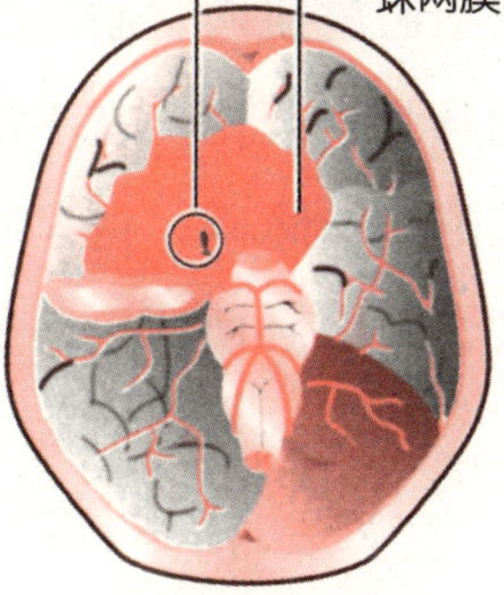

脑梗死

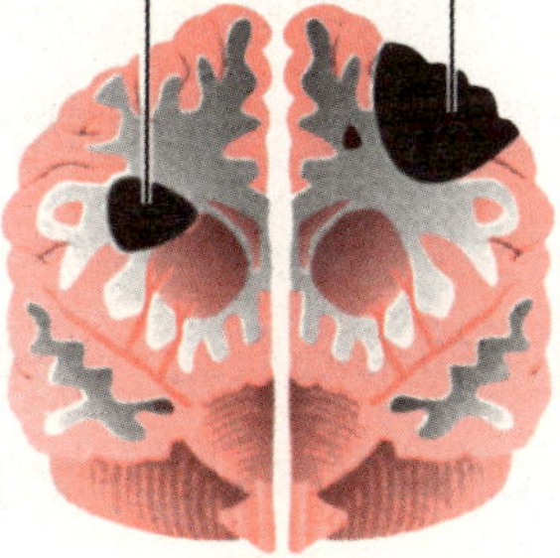

动脉粥样硬化

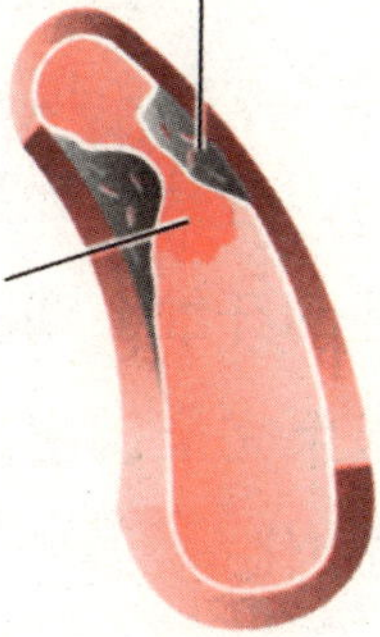

心肌梗死

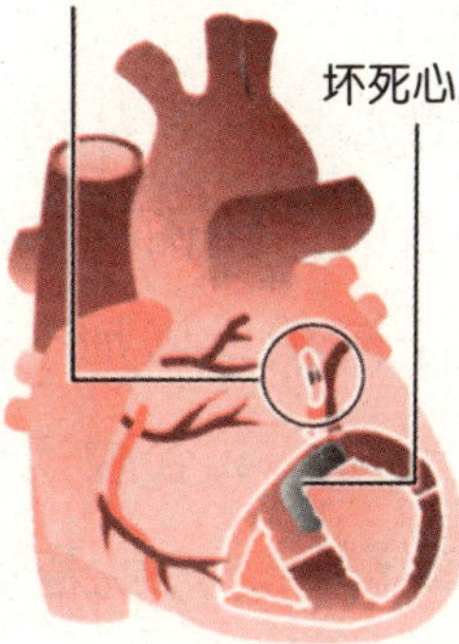

并发症也会致命吗

缺血性心脏病——痛风、其他的并发症、心理原因相互作用

冠状动脉就是环绕心脏并供给心脏肌肉（心肌）血液的血管。一旦冠状动脉发生动脉粥样硬化，就不能给心肌提供充足的血液，引起心脏的功能障碍，诱发心绞痛。如果心肌进一步缺血，就会引发心肌梗死。心绞痛和心肌梗死都是缺血性心脏病。

心绞痛以胸部阵发性压痛为主要表现，可以用硝酸甘油缓解，但心绞痛就是心肌梗死的先兆反应，必须特别注意。如果患上心肌梗死，胸部疼痛持续加重，甚至有濒死感。这时如果不及早进行治疗，就有致命的危险。

缺血性心脏病是从动脉粥样硬化开始。健康人的动脉壁是由有弹性肌肉的细胞构成的，可是，如果胆固醇在血管壁上沉积，增加了没有弹性的纤维，动脉内壁就变得又硬又厚，其管腔逐渐变窄甚至完全闭塞，血液循环就会受到影响。这就是动脉粥样硬化。

老年人一般都有动脉粥样硬化，只是程度不同。

高密度脂蛋白的减少、肥胖、糖尿病、高脂血症等痛风发生的危险因素越多，动脉粥样硬化就会发生得越早。研究证实，尿酸可促使动脉粥样硬化的发生。

另外，心理因素与缺血性心脏病的发病也有关。“性格急躁、工作总是忙碌、精力充沛地埋头工作，工作进取心强、易怒”等性格特性使A型性格的人易导致缺血性心脏病。这种性格的人在平常易产生压力，压力使交感神经兴奋，引起血压升高和心率加快。这就使冠状动脉的负担增加，易诱发缺血性心脏病。痛风患者中，A型性格类型人很多，这些人同时也易并发缺血性心脏病。

高血压、糖尿病、高脂血症、肥胖、A型性格类型等这些缺血性心脏病的危险因素都和痛风有很密切的关系，很多情况下，上述原因会发展为缺血性心脏病。所以痛风患者因缺血性心脏病死亡是健康人的数倍。为了避免缺血性心脏病的发生，应尽力避免这些危险因素的产生。

脑梗死——脑血管发生动脉粥样硬化引发的疾病

脑血管疾病是发生在脑部血管、因颅内血流循环障碍而造成脑组织损害的一组疾病，我们生活中所讲的“脑梗死”“蛛网膜下腔出血”等都属于脑血管疾病，其中和痛风关系最密切的是脑梗死。

与心脏的状况一样，发生动脉粥样硬化，脑部血管易形成血栓堵塞血管，影响支配区域的血供。这就是脑梗死。脑梗死的症状，除了头疼和头晕、手脚麻木之外，有时还有意识丧失，更严重会致命。

脑梗死的病因如肥胖、糖尿病、高脂血症、高血压等可引起动脉粥样硬化，高尿酸血症引起的血液黏稠、凝血功能亢进（血液凝固的作用增强）等因素都促进痛风和高尿酸血症患者发生脑血管疾病，尤其是脑梗死。

脑血管疾病可导致半身不遂、痴呆、语言和四肢运动障碍等后遗症，严重的可导致死亡。痛风和高尿酸血症的患者在积极控制尿酸的同时，预防和治疗并发症也能起到预防脑血管疾病的作用。如果有脑血管意外发生，建议尽早进行脑部CT或MRI检查以确诊疾病，进行治疗。

脑梗死的机制和症状

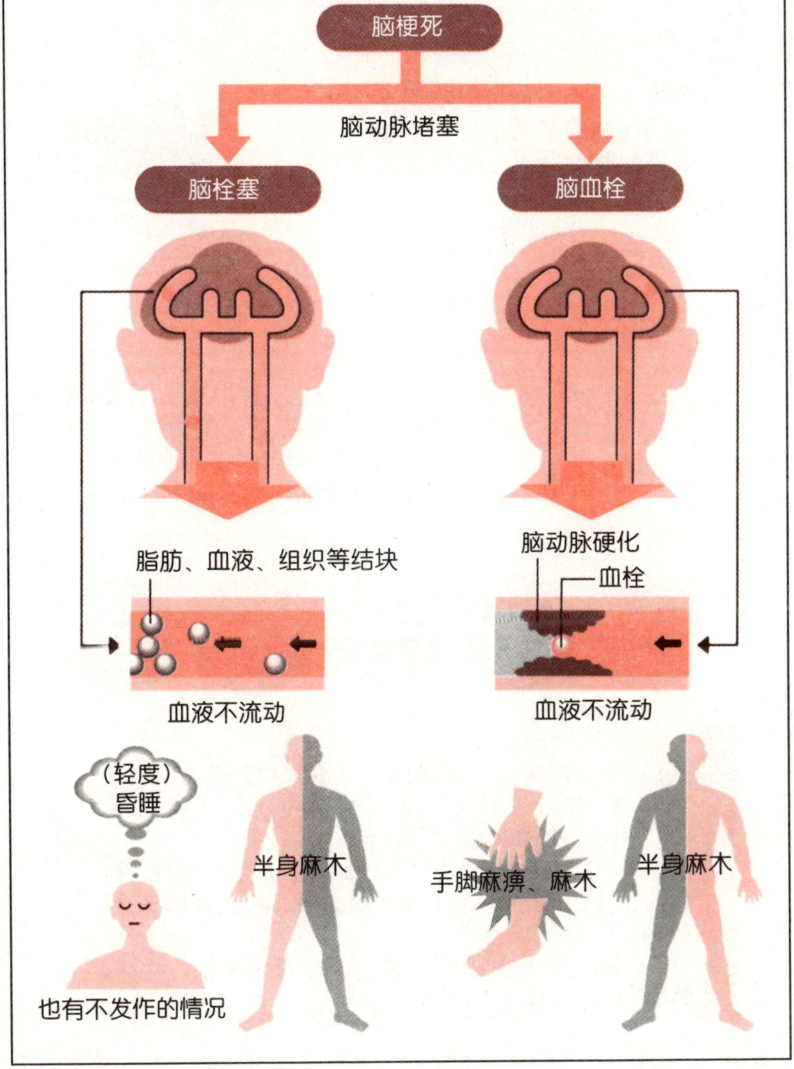
脑梗死
脑动脉堵塞
脑栓塞
脑血栓
脂肪、血液、组织等结块
脑动脉硬化
血栓
血液不流动
血液不流动
（轻度）昏睡
也有不发作的情况
半身麻木
手脚麻痹、麻木
半身麻木

小知识栏　痛风患者的用餐3

推荐菜谱：蔬菜佳肴——日式炖菜

蔬菜炖后缩小，就可以吃很多。用日式汤汁炖的菜是最好的下饭菜。巧妙搭配时令蔬菜，要尽量吃多种蔬菜。

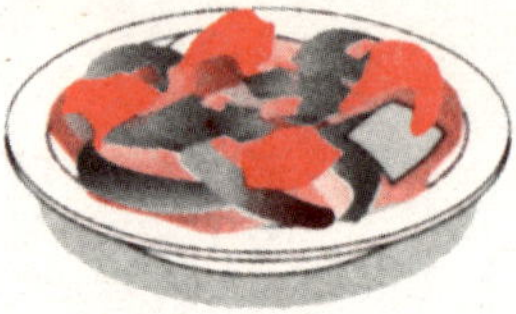

材料

(1人份）萝卜、茄子、辣椒（红、青混合）各40克，西红柿50克，洋葱40克，胡萝卜1/2根，植物油1.5小匙，汤汁1/2杯，番茄酱2小匙，酱油1小匙，盐1克，辣椒油少量。

能量	蛋白质	脂肪	糖	盐
107千卡	2.7克	6.2克	10.4克	2.1克

做法

（1）萝卜切薄片，茄子切7～8毫米厚的薄片。

（2）辣椒切滚刀状，西红柿切梭状，洋葱切角状，胡萝卜切薄片。

（3）锅里放油烧热后炒胡萝卜，炒香以后放洋葱、萝卜、茄子，等洋葱炒蔫之后，再放辣椒和西红柿。

（4）加汤汁、番茄酱、酱油、盐及辣椒油，小火炖到收汁。

第4章

痛风的诊断和治疗

为了早期发现

准确把握发作信号

为了防止痛风突然发作及严重的并发症，尽早发现病情和进行正确治疗非常必要。

前面已经讲过痛风发作的特征是剧烈疼痛，疼痛的感觉因人而异。尽管大多数发作过的人用“从来没有这么疼过”来形容，但也有人说“没有那么可怕”。有人1天就消失，有人剧痛持续2～3天。

痛风发生时候的处理方法，对病后也有很大影响。是立即接受医生检查并开始治疗，还是在疼痛消失以后置之不理？这二者的差别就是，置之不理不久是否再次引起该病的复发或严重的并发症。此外，也对以后的生活产生影响。

即使发作消失，也不是疾病就治好了。发作是传达高尿酸血症的信号。为了正确把握这一信号，我们再次复习痛风发作的特征，并认真学习处理办法。

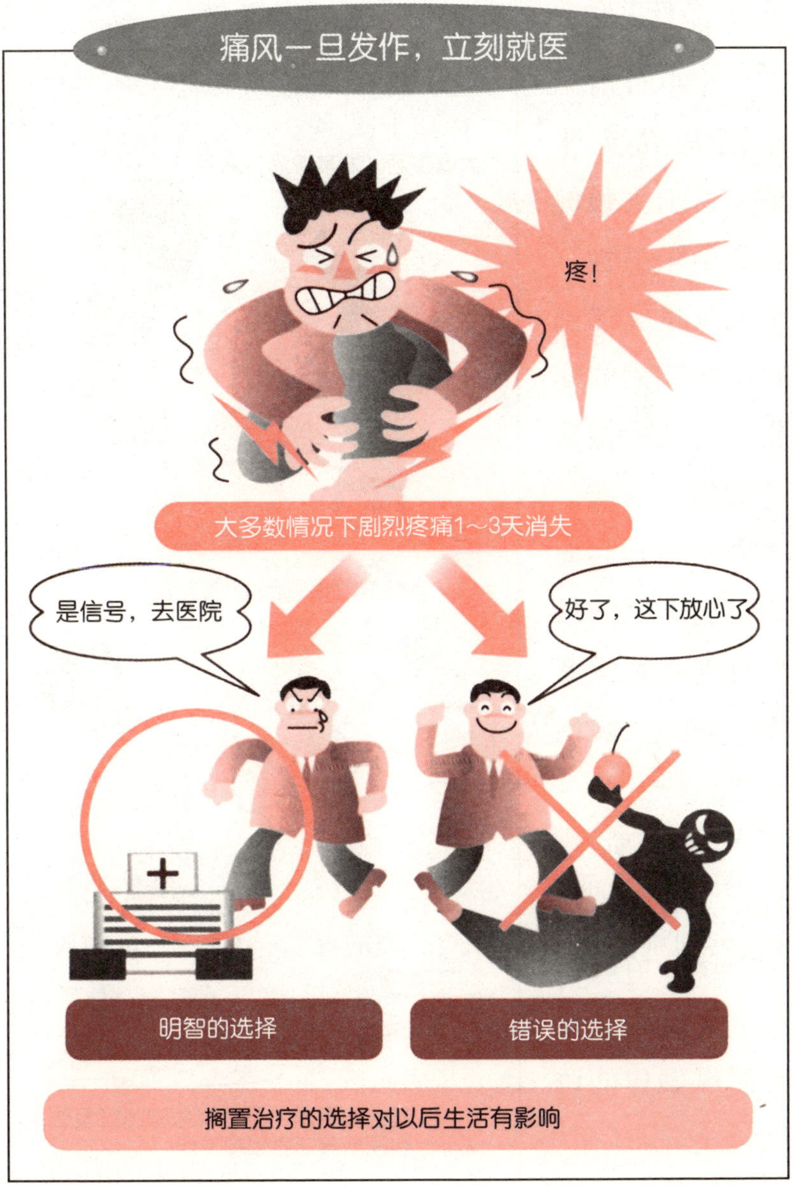
痛风一旦发作，立刻就医
疼！
大多数情况下剧烈疼痛1～3天消失
是信号，去医院
好了，这下放心了
明智的选择
错误的选择
搁置治疗的选择对以后生活有影响

易发作的状况

几小时前工作还是劲头十足，看上去很健康的中年男性，一天夜里突然感到身体剧烈的疼痛，这是典型痛风发作的表现。痛风发作和其他的疾病不同的最大特点就是没有任何先兆，突然发作。

除自觉症状外，右表中所示的这些情况也通常被认为是导致痛风发作的诱因。

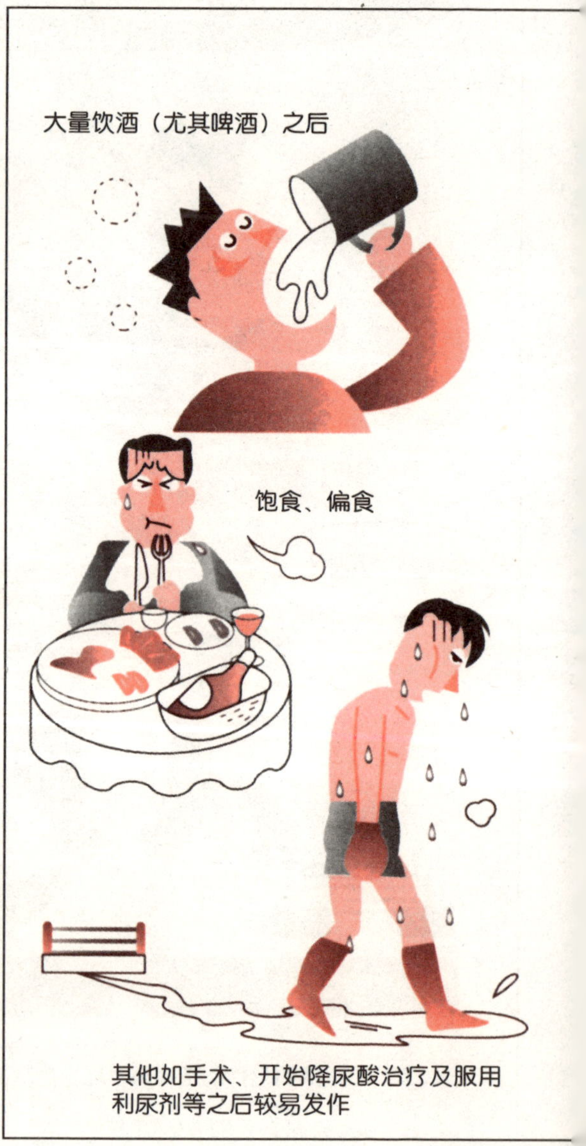

痛风易在这些时候发生

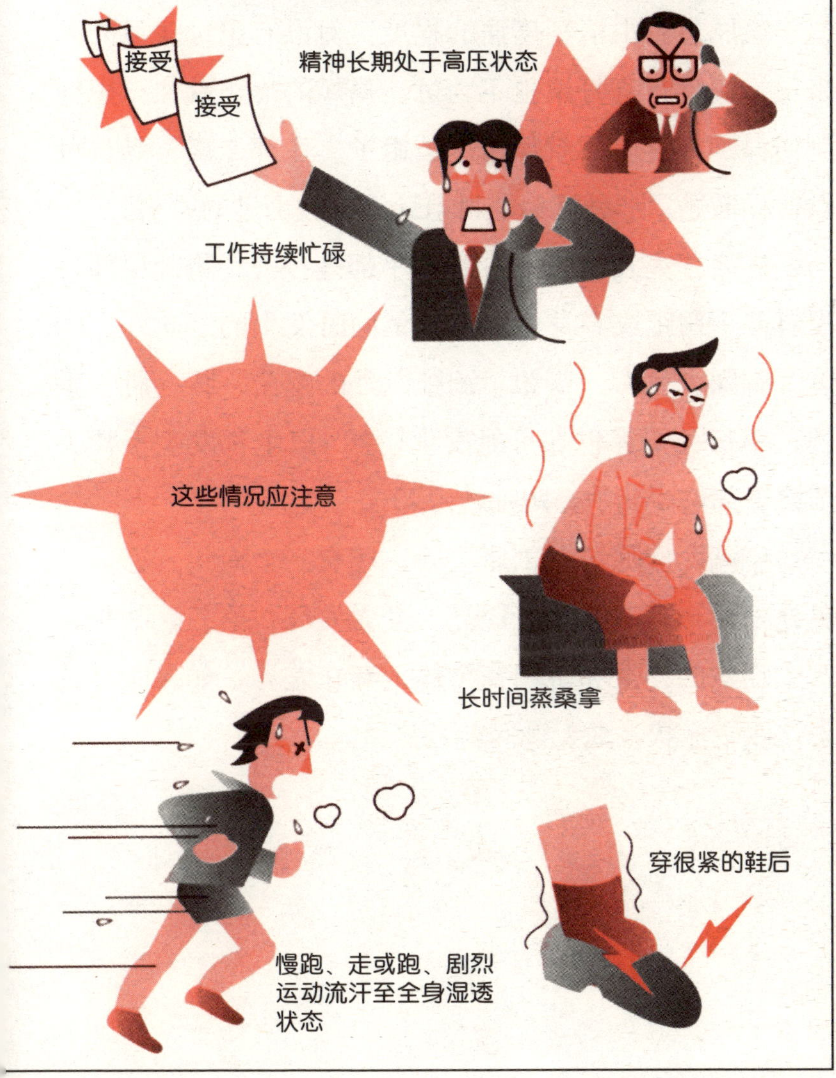
接受
接受
精神长期处于高压状态
工作持续忙碌
这些情况应注意
长时间蒸桑拿
穿很紧的鞋后
慢跑、走或跑、剧烈运动流汗至全身湿透状态

痛风发作的四大症状

下面，我们了解一下疼痛症状和患处的其他症状。

痛风患者很清楚疼痛的程度。对没有患过痛风的人来说，说疼得直打滚也不为过。痛风的疼，就像“用针刺伤口那样疼”“就像踇趾被钳子夹住那么疼”等。可以这样描述，那种疼痛是目前还没有经历过的剧痛。

疼痛首先发生的地方，几乎都是在一个踇趾根部，没有两个踇趾或者身体多个部位同时发生的。此外，脚腕、脚踝、足背、脚跟、踇趾以外的趾头、膝、肘、手腕、手指关节等也都可能发生，90%以上都发生于膝关节以下部位。其中，踇趾就占70%。

痛风发作除了有剧痛之外，还有三个症状。第一，患处发热；第二，油光锃亮，发光发红；第三，肿胀。四个症状的程度和范围在个体上存在差异，如果同时具备这四个症状，毫无疑问就是痛风。

具备如下四大症状，必是痛风

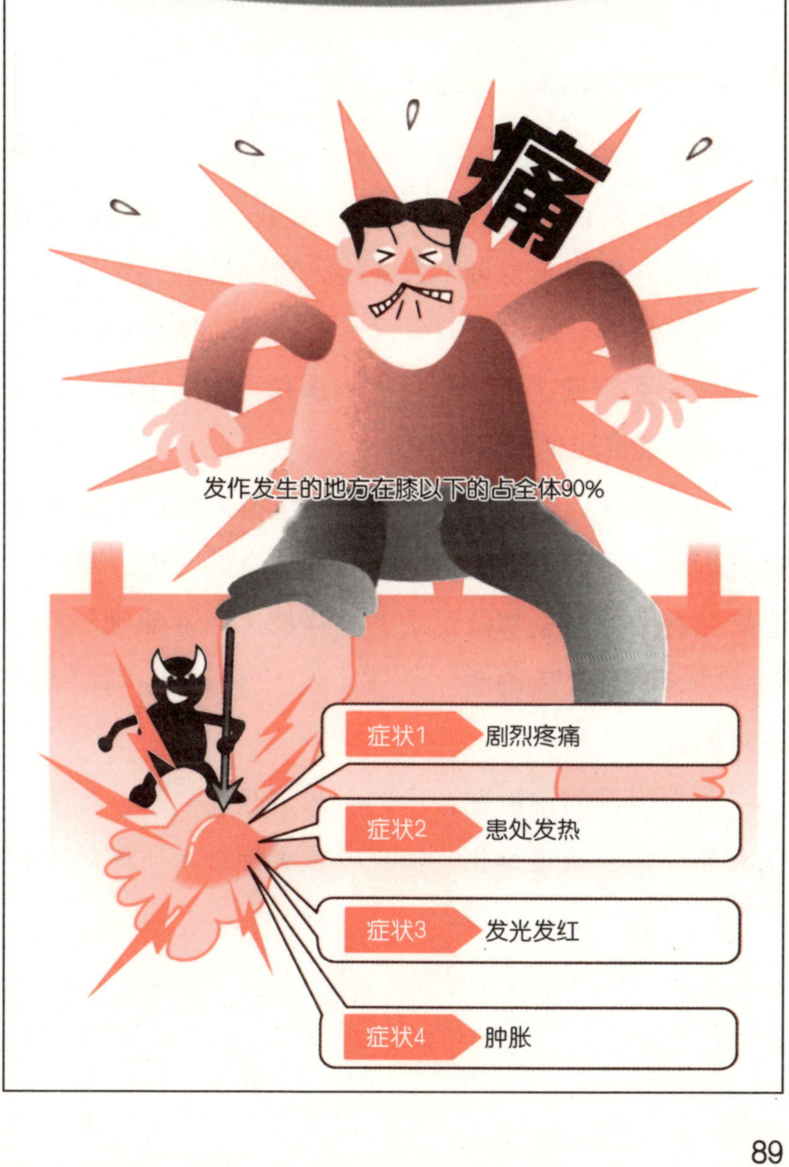

综合检查

痛风的诊断从问诊开始

痛风一般发作的时间是在子夜到天亮之间。部分患者因为太疼而不安，一大早就跑到医院，这种做法完全正确的。但也有患者不去医院，对疾病的发作置之不理，问其原因，回答说只要忍受2～3天，剧痛一周后疼痛就消失了。就这样，不进行确诊和治疗，下次发作或出现并发症的可能性就增加。

初次就诊，医生诊断时肯定要进行问诊。问诊是指通过询问，了解治疗所必需的基本信息的重要诊断法。患者回答的信息全都做记录，并存档。回答准确与否对疾病的诊断和今后的治疗十分重要，尽量要做到如实准确地回答。

医生根据问诊情况初步判断是否存在痛风，如果怀疑有痛风，应该进行相关检查以便更详细地了解病因和病情。

问诊的内容

1	发作前有无自发症状及其他情况
2	发作日期和时间
3	发作部位
4	发作时具体的症状
5	发作的次数和持续的时间
6	有无进行相关治疗
7	有无并发症和服用治疗的药物
8	有无家族史
9	饮食、饮酒、工作和生活环境
10	身高和体重

诊断进行的主要检查

提到痛风的检查，不是仅仅只查尿酸。为了全面了解痛风的病因和病情，主要进行如下检查。

（1）血液生化——查尿酸

血液生化检查，就是对血液中含有的各种物质进行生化检查，以此来了解肾功能、潜在的疾病等全身状况。

痛风患者的检查数据有共同倾向。

首先，就是与痛风关系最密切的尿酸的偏高。多数情况下，尿酸在8.0毫克/分升以上，尿酸在8.0毫克/分升以下的患者较少见。部分患者知道在严格控制饮食或控制饮酒之后去医院检查可得到较为准确的尿酸值。部分患者在用了降低尿酸的药物之后去检查，这时所得到的检查值就低于真实值。由于正确检查结果对于疾病的诊断和治疗非常重要，建议进行隔日检查以获取较为准确的尿酸值。

其次，是表示肝功能的血清γ-谷氨酰转肽酶（γ-GTP）的数值。痛风患者中饮酒者居多，γ-GTP的值就偏高。在问诊中对饮酒量进行询问的时候，有人比实际要少报，说“晚餐就喝一点儿”；可一看

γ－GTP的数值，实际情况立刻被暴露。

再次，就是要观察血脂的相关指标如总胆固醇、三酰甘油等偏高，观察到蛋白－氨基酸相关指标如总蛋白、肌酐等数值也偏高。另外，高密度脂蛋白大都偏低。

还有，同时进行红细胞、白细胞、血红蛋白等的一般血液检查，供诊断参考。

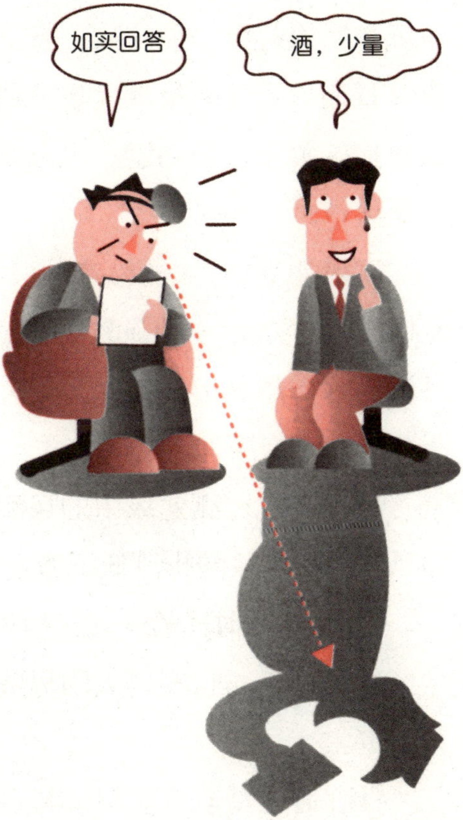

（2）尿常规——了解肾脏功能

尿常规检查主要可以了解肾脏是否正常工作。

大部分尿酸都和尿一起排泄。尿的生成场所是肾脏。如果体内的尿酸生成过多，溶解不完的尿酸就在肾中沉积，引起肾功能障碍。反之，也有因慢性肾功能不全等肾病导致尿酸排泄发生障碍，从而引发痛风或高尿酸血症。关于肾脏功能，可以观察尿蛋白、尿糖、尿沉渣等项目。

痛风患者尿常规检查显示出pH值降低，范围在5.0～5.5。这是一种强酸性环境。酸性越强，尿酸越不易溶于水，越易形成结晶。此外，潜血反应呈阳性，尿沉渣的红细胞增加。

另外，通过测定尿中的尿酸和肌酐浓度，可以划分痛风的类型（尿酸排泄低下型或尿酸过量转化型）。

（3）24小时尿检——了解尿酸排泄量

这个检查，收集一天的尿液，对一天尿酸排泄量进行测定。

肾脏通过摄取水量对尿量进行调节。每次排出的尿液中尿酸浓度，因摄取水量多少发生相应变化。对一天中尿液中尿酸的量进行测定，能更准确地诊断痛风。

◆24小时尿检的采集尿液方法：

●决定开始采集尿液时间，将24小时的尿盛入一个容器（蓄尿），在采集尿液中，要防止酒精混入尿液中；

●测量蓄积的全部尿量；

●测量完毕以后，用棍子等充分搅拌，取10毫升左右放入小瓶中，扔掉剩下的那部分；

●盛入小瓶中的尿液最迟须在两日内送医院，告诉医生一天的尿量并请其化验。医生通过测量这部分尿的尿酸浓度推算出一天尿酸排泄量，这能对痛风的诊断起十分重要的作用。

◆采集尿液的要点：

采集尿液中，要控制一切酒精。

在进行第二步操作时，如果蓄积尿液使用的容器不带刻度线，在容器中尿量位置用笔做上记号，首先完成操作第三步。然后注水至记号处，用量杯量取并计算总量。

每日尿酸排泄量计算公式：

每日尿酸排泄量（毫克）

=尿酸浓度（毫克/分升）×每日尿量

（4）**尿酸净化值——了解痛风类型**

所谓尿酸净化值，就是指尿酸的排泄能力。每日尿酸排泄量和尿酸净化值结合可判断痛风的类型。尿酸净化值是通过尿液、血液中尿酸的量和尿量计算得出的。

尿酸排泄低下型中，尿酸净化值低下，尿酸排泄量正常或低下。尿酸生成量过多型中，尿酸净化值正常，尿酸排泄量增加。

进行这些检查比较复杂，有可能需要住院，最好事先做好准备。

（5）**关节X线检查——了解关节部位的骨骼变形**

痛风一旦慢性化，就引发关节部位的损伤恶化，可导致骨骼变形。这通过X线检查就可知道。引发炎症的关节骨骼，就像被老鼠啃过后一样。如果再恶化，全部骨骼就开始溶解。

（6）**胸部X线、心电图、CT和MRI检查——了解有无并发症**

这些检查都是为了了解是否引发并发症以及并发症的严重程度。所有患者都进行胸部X线、心电图检查，怀疑有脑血管疾病时，要进行CT、MRI检查。

◆痛风诊断必要的检查项目

●身高、体重。

●血压、心电图。

●X线检查（关节、胸部）。

●血清尿酸。

●CRP、血沉、风湿因子、梅毒反应。

●血清钙、血清磷。

●胆固醇、三酰甘油、高密度脂蛋白。

●血糖。

●末梢血检查（白细胞、红细胞、血红蛋白、细胞容积比）、骨髓象。

●肝功能检查［谷草转氨酶（GOT）、谷丙转氨酶（GPT）、γ-GTP、碱性磷酸酶（ALP)、乳酸脱氢酶（LDH）等]。

●肾功能检查［尿蛋白、尿糖、尿沉渣、血清尿素氮（BUN）、血清肌酐等]。

●尿酸代谢（尿酸肌氨酸酐、每日尿酸排泄量等）。

●CT、MRI检查（疑有脑血管疾病时）。

●尿酸结石（关节液、痛风结节、尿路结石等检查）。

诊断的关键是关节炎和高尿酸血症

痛风的诊断标准

一般情况下，只要有剧烈疼痛，通过血液检查确认为高尿酸血症，将其诊断为痛风几乎无误，但是需要判断是因为痛风引发的关节炎还应多加注意。

应根据美国风湿协会提议的《痛风诊断标准》进行痛风的判断。这个诊断标准的目的有两个，一是不漏诊痛风，二是不出现误诊。

诊断标准的判定标准，如右表所示分为A、B、C三栏。A栏中有“关节液中有尿酸盐结晶”，B栏中有“痛风结节且用化学或偏光显微镜能证实尿酸盐结晶的存在”，都有是否存在尿酸结晶的内容。在前面已经知道，痛风就是尿酸盐结晶引起的关节炎，如果与A或B栏任一相符的话，毫无疑问就是痛风。

A情况下，必须采集关节液进行检测。如果痛风发作发生的部位是膝关节等大关节，可以很容易采集，但如果是其他小关节就很难了。另外，对于患者来说，在发作剧痛时还要在患处扎针，真的没法忍受。这种方法，尽管有可能性，但是现实中几乎没有采用过。

B种情况的痛风结节也不现实，因为不是所有患者都有痛风结节存在，尤其是在首次发作的情况下就诊，没有痛风结节的人就占多数。

实际中采用的诊断标准，往往利用C栏诊断更为常见。C栏11项中如果6项以上符合，就可诊断为痛风。

◆痛风诊断标准◆

A	关节液中有尿酸盐结晶
B	痛风结节且用化学或偏光显微镜能证实尿酸盐结晶的存在
C	①24小时以内达到极限的炎症。 ②过去关节炎已经发生2次以上。 ③1个部位的关节炎。 ④关节发红。 ⑤踇趾连接部疼痛或肿胀。 ⑥一侧的踇趾根部发作。 ⑦一侧的脚踝发作。 ⑧痛风结节的突起。 ⑨高尿酸血症。 ⑩非对称性的关节肿痛。 ⑪发作完全消失。

美国风湿协会，1977年

如果发生关节炎

《痛风的诊断标准》C栏，11项中有9项和关节炎发生部位和症状相关。此外，还有高尿酸血症一项和有关痛风结节的一项。如果从“有痛风结节的患者很少”的角度考虑，就知道诊断痛风的关键就是关节炎和高尿酸血症。

关于关节炎，有很多是本章开始所讲述的痛风发作的特征，如痛风首次发作部位为踇趾根部、脚踝等下肢关节的某个地方。而且，在发作发生的最盛期，患处出现热、红、肿。剧烈疼痛在24小时以内达到极限，缓解时间因人而异，一般1～3天，较长的为1周左右。

如果您体验了剧烈疼痛的发作，还在为去不去医院伤脑筋的话，那请核对一下这些自觉症状。如果是痛风，第1次置之不管，那必然还会有第2次、第3次发作。因此，不要犹豫，应尽早去医院接受医生诊断治疗。

关于高尿酸血症，多数无症状，自己不能判断。还有，即使在健康检查中尿酸正常，也不能忽视高尿酸血症的存在。

关节炎的发作和疼痛的变化

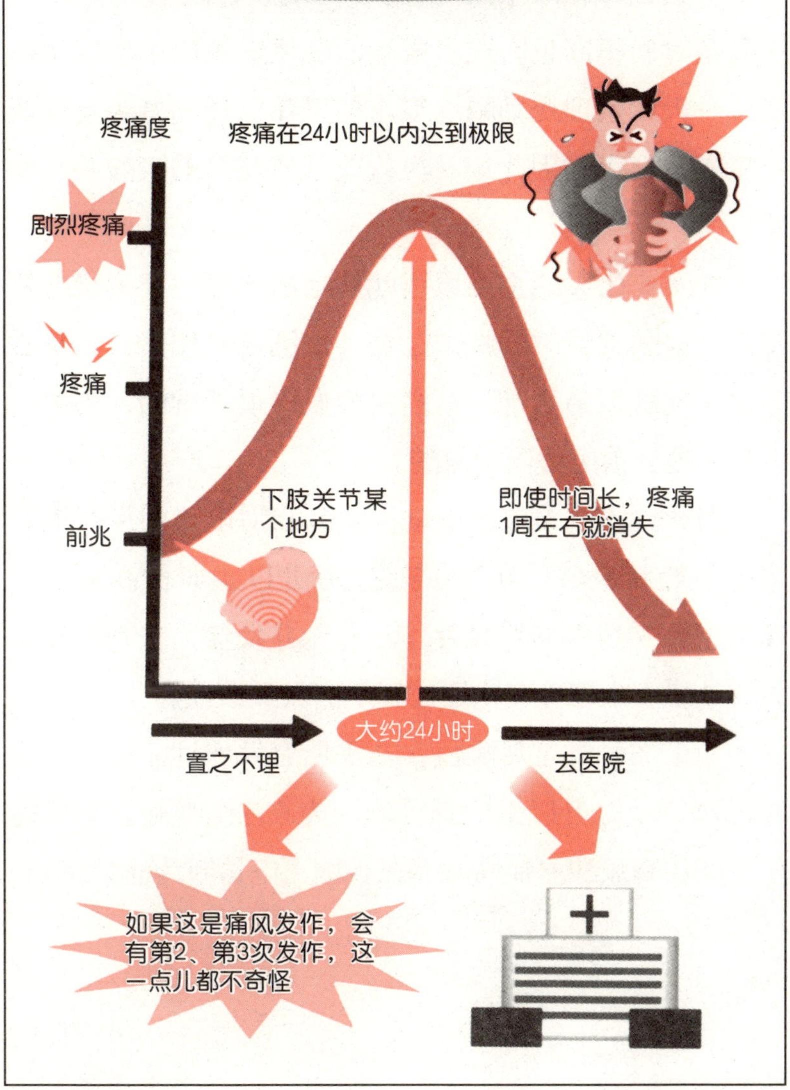

如何判断尿酸值的高低

尿酸因年龄、性别存在个人差异；还有，即使同一人随时间不同也有或多或少的变化，这叫生理变动幅度。一天中生理变动幅度很小，但在以周和月为单位就可能变化很大。因此，一次检查可能测得的尿酸并不准确。

尿酸变化大的主要原因就是生活环境、身体状况的变化。如果某段时间持续过食、饮酒或工作繁忙、身心劳累，尿酸就易增加。对高尿酸血症很了解的人当中，也有人检查前努力降低尿酸。

因此，隔日多测几次就能得到相对准确的尿酸值。尽管一般将尿酸值在7.0毫克/分升以上叫作高尿酸血症，但医生会根据痛风发作、有无并发症，来判断高尿酸值是属于生理性变化还是属于高尿酸血症。

如果准确测定尿酸值，几乎所有发作过痛风的人尿酸在7毫克/分升以上的都可确诊为高尿酸血症。如果疼痛发作和高尿酸血症同时存在，则可以诊断为痛风。

尿酸随生活习惯和身体状况而变化

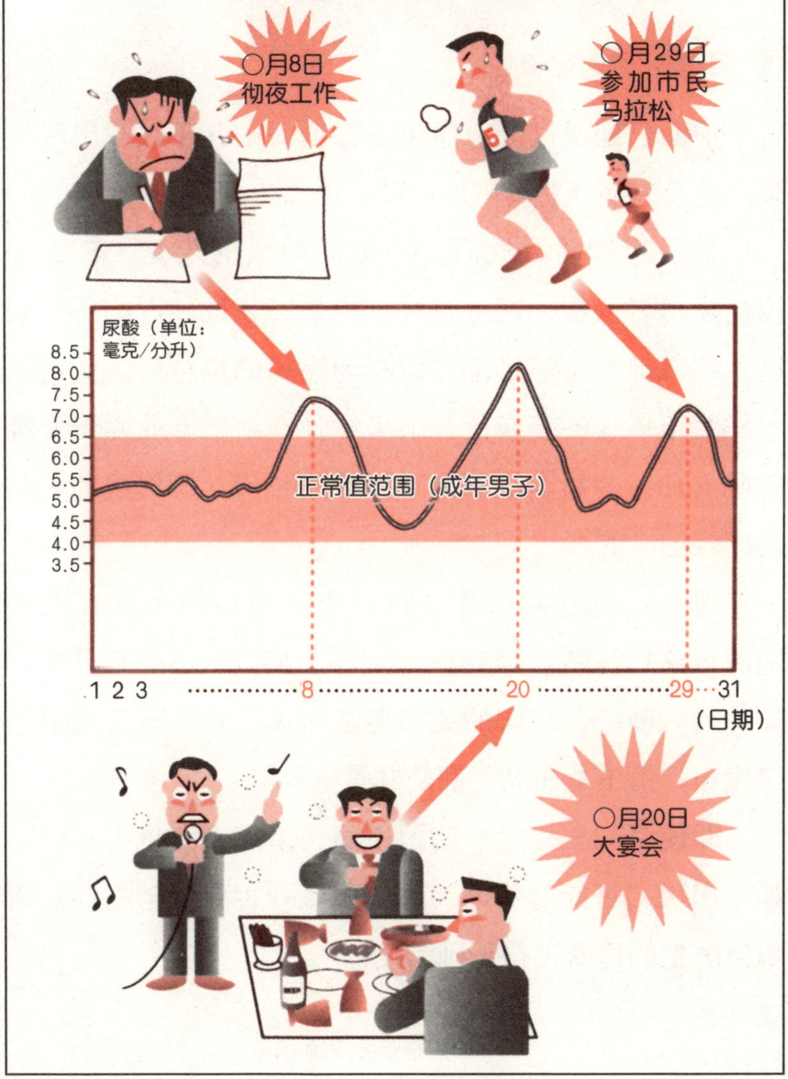

相似疾病的鉴别方法

其他关节疼痛的病

前面已经说过以前痛风在日本人中几乎很少出现，果真是没有痛风患者吗？

第二次世界大战后，因生活习惯的改变，日本人中痛风患者激增，这是事实。但是，通过最近的研究知道：“以前，是痛风却被诊断为痛风的很少”。像痛风一样关节疼痛的疾病还有很多种，在缺乏专业知识、没有确立如今的检查法和诊断标准的时代，确诊这种疾病是比较困难的。

现在，通过问诊和各种检查，可以简单并且准确地进行痛风诊断。尽管如此，与之相似病仍然有很多。凭外行判断——“脚的关节疼是痛风”就下断定或深信“疼痛，但不是痛风”都是非常危险的。

即使是同一症状，病因不同，治疗方法也不一样。如果出现“可能是痛风”的状况，一定要去医院，必须根据医生的诊断进行正确治疗。

武断地诊断，后果很危险

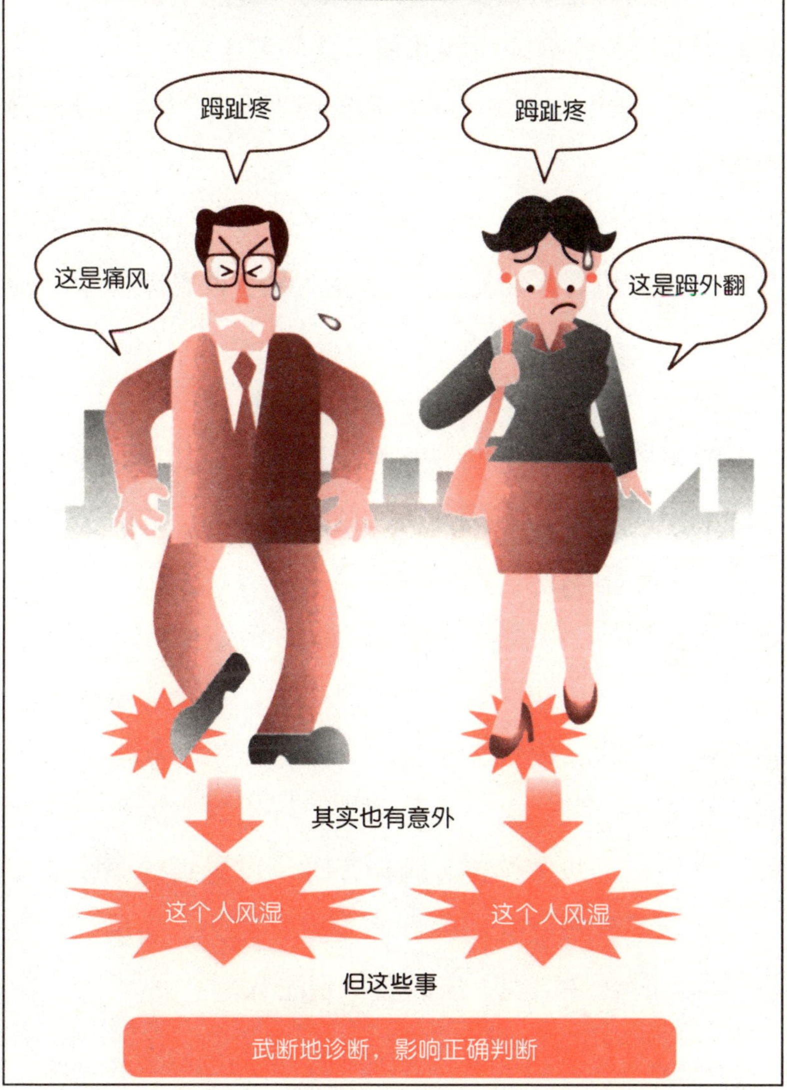

易误诊为痛风的疾病

与痛风的症状表现相似的疾病，有以下特点。我们来看看易误诊疾病的症状和痛风之间的不同。

（1）慢性关节炎——疼痛部位在两个或两个以上且左右对称

绝大多数痛风患者是男性，而慢性关节炎却多见于女性。痛风患者多肥胖者，而慢性关节炎患者体型多偏瘦。

慢性关节炎的疼痛和痛风的疼痛不一样，疼痛发作是慢慢开始，不是剧烈疼痛，还不如说长期纠缠令人心烦的疼。还有，痛风是一个踇趾单侧部位的关节发生疼痛（单关节炎），而慢性关节炎却多在手指、手腕、肩、膝、脚趾、脚踝等两处或多处关节发生。

专业医生在初次诊断为痛风之后，还需要进行各种检查确定诊断。慢性关节炎时风湿因子（引起风湿的原因，成为自己抗体之一）是阳性，可看到血沉和CRP增加。另外，进行关节的X线检查时，可看到骨萎缩或糜烂，关节的骨与骨之间的间隙变窄。因为，痛风和慢性关节炎有时合并出现，所以要特别注意。

慢性风湿性关节炎

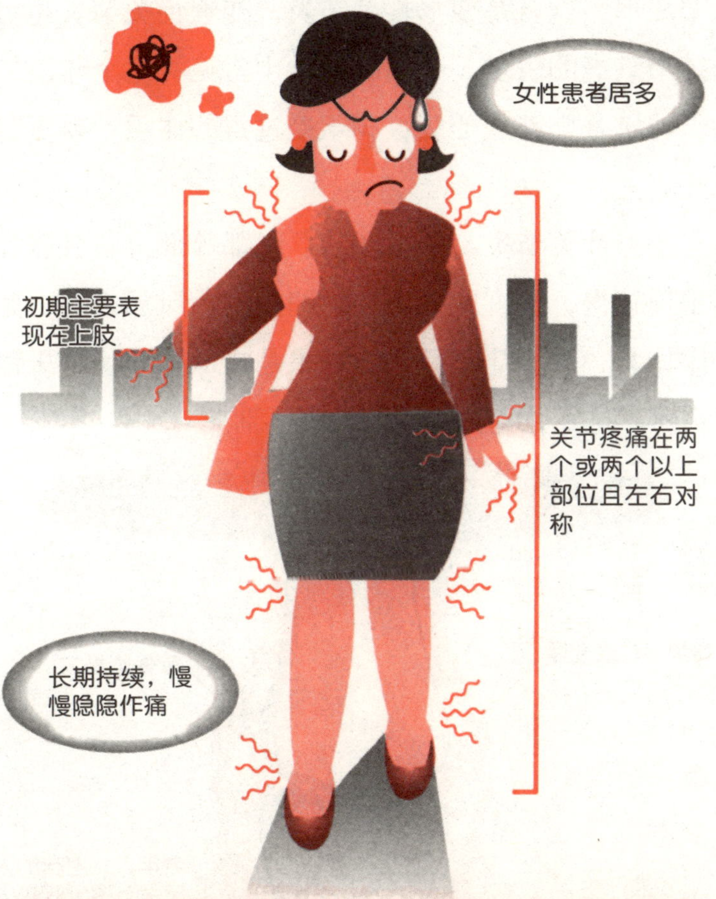

也有可能和痛风同时发生

(2) 变形性关节炎——主要原因是关节衰老

关节衰老以后，关节软骨受压摩擦而退变。此处一旦承受体重等负担，骨与骨之间就直接接触，从而致使关节变形。这就是变形性关节炎。变形性关节炎也可说是关节衰老的表现，在高龄女性中常见，这个年龄的女性，特别是肥胖者的膝、脚承受过重的体重，就更容易患此病。

变形性关节炎易发生在膝、脚踝等部位，肿胀和疼痛出现较慢，程度比痛风轻，即没有痛风那么疼，如若卧床休息，肿、痛可缓和。如果是痛风，即使卧床休息也会疼，这点是它们之间的最大区别。

变形性关节炎的病变特点

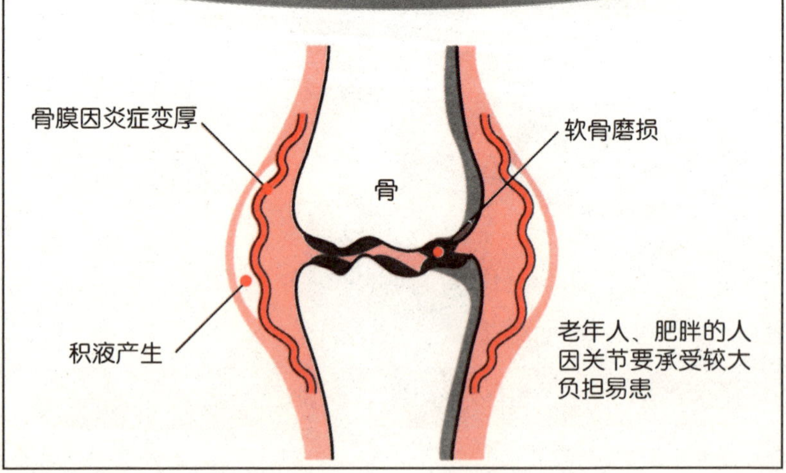

关节的X线片显示关节变形。为防止出现误诊，进行相关检查非常必要。

（3）踇外翻——穿高跟鞋的女性易患

女性在诉说踇趾疼时，就怀疑有踇外翻。

踇外翻是脚踇趾向内侧过度倾斜引起的疾病。由于穿着高跟鞋等脚趾负重鞋或不合脚的鞋导致踇趾前部向内侧弯曲，根部肿并向外翻。根部可能疼、发红、发热。若只凭发生部分判断就易误认为是痛风，踇外翻的时候，尿酸是正常的，根据血液检查和X线检查就可以正确判别。

踇外翻的病变特点

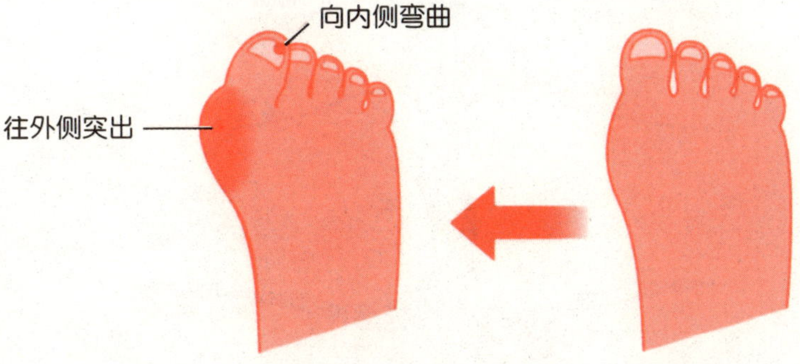

多发于女性，因穿脚趾承受负担的鞋或不合脚的鞋

（4）伪痛风——关节发生炎症的原因是焦磷酸钙

伪痛风正如其名，症状与痛风一模一样，也有关节突然疼痛和肿胀等症状。只不过基本不发生在踇趾，而发生在膝、股等大关节。发病年龄多见于老年人，男女发生概率相同。

痛风和伪痛风一样都是因结晶发生的关节炎，痛风是因尿酸结晶，而伪痛风是因焦磷酸钙在关节软骨沉积，白细胞出于防御的原因对异物展开攻击，炎症反应就发生了。

如果用偏光显微镜观察两种结晶，就很容易发现它们的区别。

伪痛风的病变特点

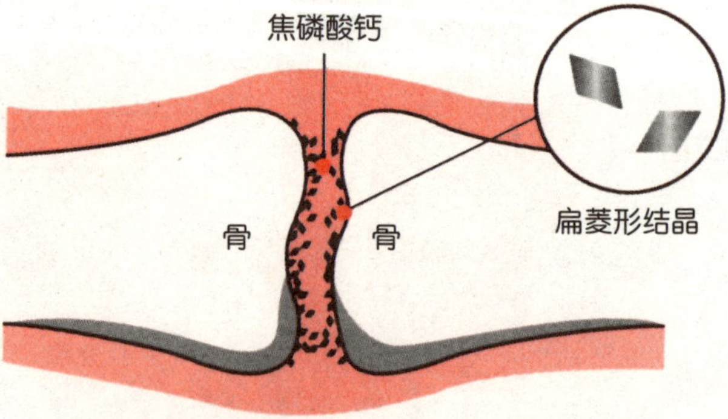

焦磷酸钙的结晶沉积在关节软骨，引发炎症。
分析关节液，能确诊痛风。

尿酸结晶是细长针状，焦磷酸钙的结晶呈扁菱形。是痛风还是伪痛风，只要化验关节液就可以准确判断。此外，如果是伪痛风，X线片显示关节软骨或半月板钙化。

（5）化脓性关节炎——细菌入侵关节引起

化脓性关节炎是葡萄球菌等细菌入侵关节引发关节性疾病。少见大肠菌和结核菌引发。

化脓性关节炎多发生在关节及其周边，症状与痛风很类似。因此，如果在痛风发作易发生的部位发生，可能就很难区别，但通过化验关节液是否有细菌就能准确判断。

化脓性关节炎的病变特点

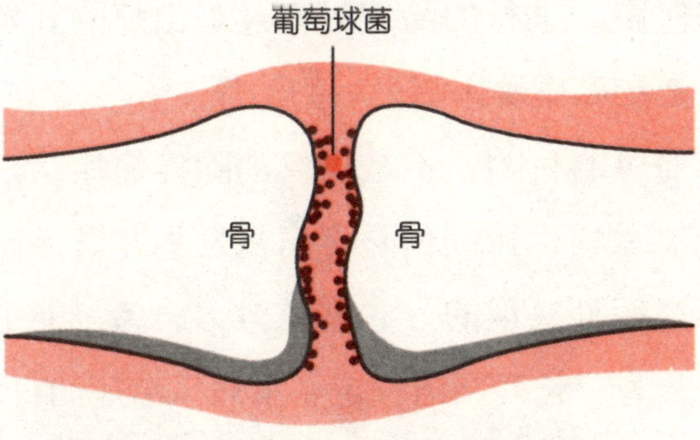

细菌进入关节，引发炎症。判断是否是痛风，与判断伪痛风一样，取关节液化验即可。

在被诊断为痛风后……

明确治疗目的

即使被诊断为痛风，也不必恐慌。在弄清痛风的原因是尿酸代谢异常之后，对症开出治疗的药物。在医生的指导下进行持续治疗，就能自由地过日常生活。

在痛风治疗方面，最重要的是正确了解治疗目的。尽管痛风的自觉症状是剧烈疼痛的发作，却不是疼痛消失了，疾病就好了。治疗根本在于控制尿酸，这是最重要的。

治疗高尿酸血症，可以预防各种并发症。如果不对高尿酸血症进行控制，可能导致痛风的再次发作。在发作之初去医院，进行的治疗只不过是治疗的开始，更重要的治疗是在疼痛发作消失后的治疗。

治疗痛风的目的，不是仅仅消除疼痛症状，而在于长期地控制尿酸，持续预防疼痛复发和并发症出现。痛风治疗不是短期实现的，它需要毅力。为了能更好更自由地生活，为了长寿，请一定了解痛风治疗的目的。

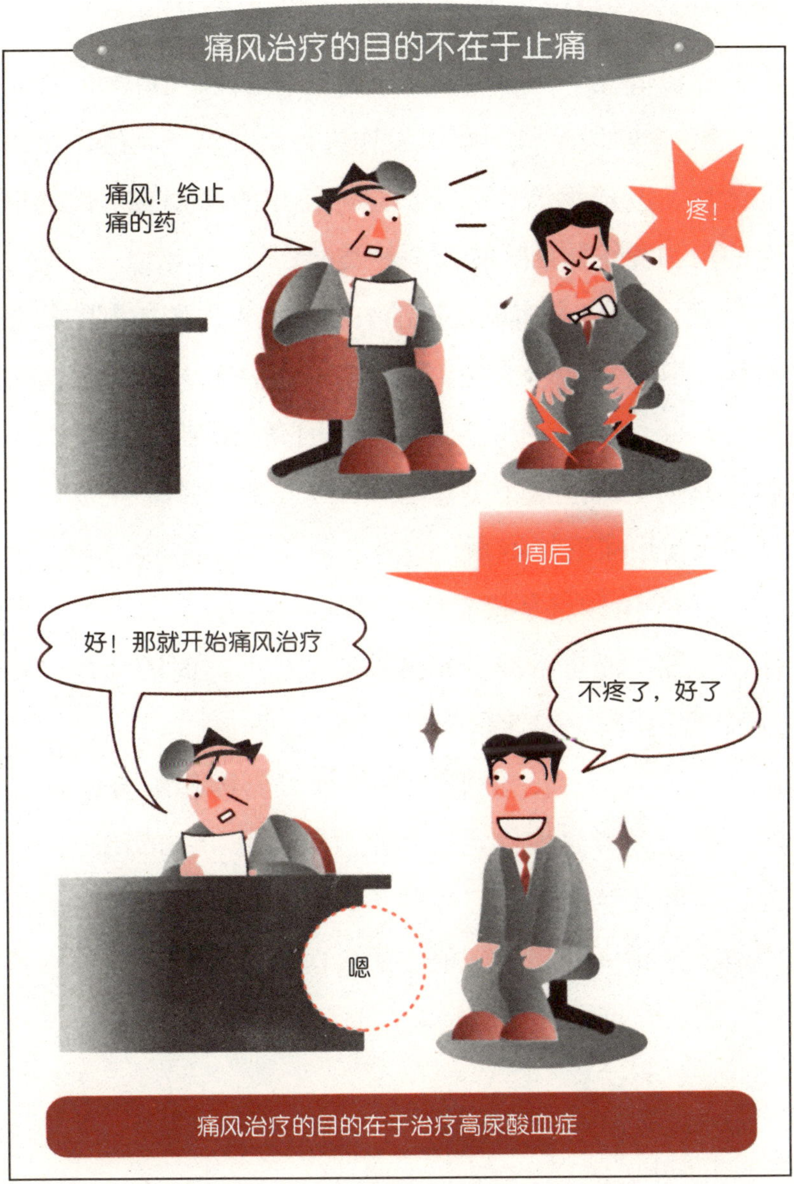
痛风治疗的目的不在于止痛
痛风！给止痛的药
疼！
1周后
好！那就开始痛风治疗
不疼了，好了
嗯
痛风治疗的目的在于治疗高尿酸血症

痛风治疗流程

一般情况下，痛风治疗分为三个阶段，具体如下：

第1个阶段是针对痛风发作进行治疗。这是缓解疼痛的治疗，以药物治疗为主。这儿使用的药物有发作之前吃的药和发作初期吃的药两种类型。

第2个阶段是痛风发作消失后，进入尿酸控制的初期治疗。以药物治疗为主，配合饮食疗法和日常护理，时间为3～6个月。使用药物的种类因高尿酸血症类型而不同，原则上排泄低下型患者使用尿酸排泄剂，生成过量型的人使用尿酸抑制剂。

第3个阶段就是接着尿酸控制初期治疗，为预防并发症或复发，而进行终身尿酸控制治疗。这时的治疗，可以同时采用药物和饮食治疗。

痛风的治疗必须坚持终身服用药物和配合饮食疗法。部分患者尿酸稳定后，就放弃药物为主的治疗。但是，这种随意地停药，尿酸不久就再次升高。正确的治疗是在尿酸下降到正常值之后，医生会允许慢慢减少药量，在这之前则必须坚持规律服药。

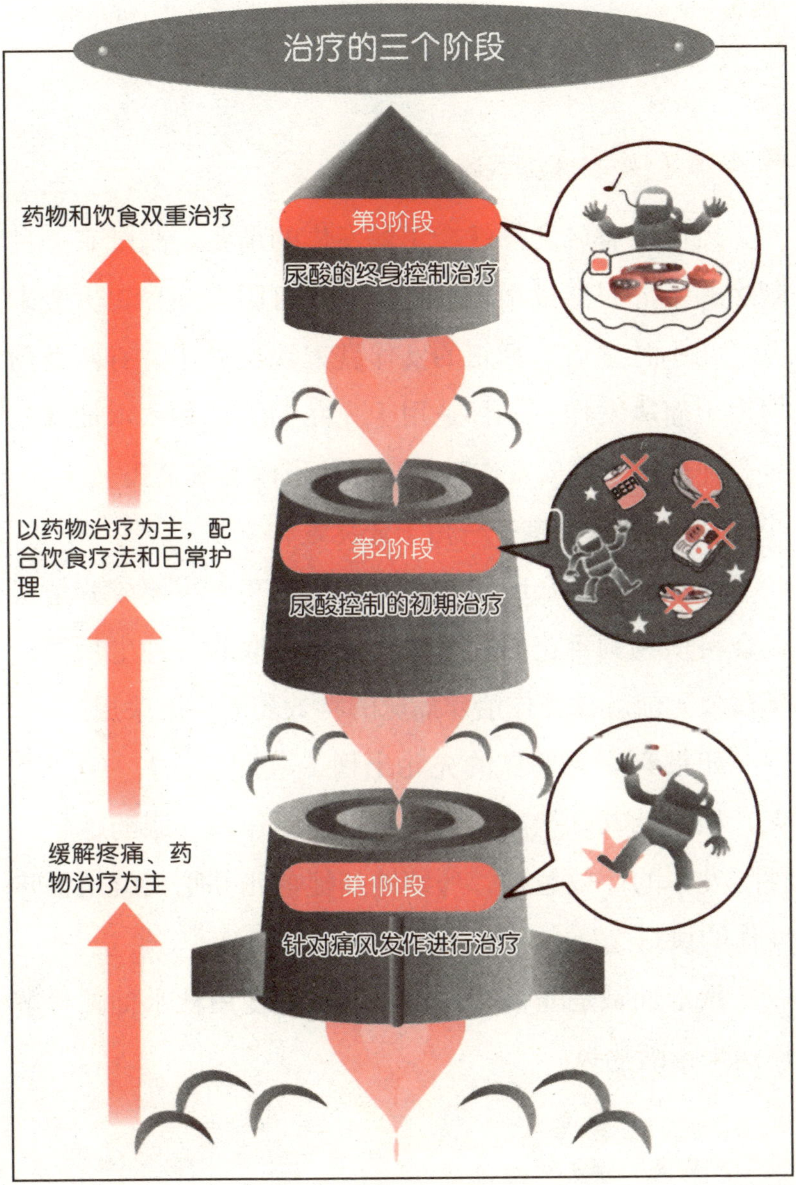
治疗的三个阶段
药物和饮食双重治疗
第3阶段
尿酸的终身控制治疗
以药物治疗为主，配合饮食疗法和日常护理
第2阶段
BEER
尿酸控制的初期治疗
缓解疼痛、药物治疗为主
第1阶段
针对痛风发作进行治疗

治疗药物的种类和用法

缓解疼痛发作的药物

经历过痛风发作就会了解发作的前兆。踇趾有一种刺痒的不舒服感或微疼痛感，前兆可因人而异，一般来说，几小时之后，真正的发作就表现出来了。有两类药物用于痛风发作：一种是用于先兆期的，如秋水仙碱；另一种是用于痛风发作时的，如非甾体类抗炎药。

（1）秋水仙碱——用于先兆发作

秋水仙碱是众所周知的痛风特效药，主要成分是从百合科植物狗番花的种子和球根中提取的一种生物碱，早在公元前就被当作治疗痛风的特效药而广泛采用。

如果有痛风发作的先兆出现，立即服一片（0.5毫克）秋水仙碱，就能起到预防发作的作用。服药越早，预防发作的疗效越好，巧妙地捕捉前兆并吃药就是预防发作的诀窍之一。

秋水仙碱是非常有效的药，曾一度用秋水仙碱缓解疼痛来诊断痛风。

有人会认为“每天都吃秋水仙碱，就能永远不发作”，可事实并非如此。因为秋水仙碱有严重的不良反应，如脱毛、严重痢疾、抑制骨髓的功能。所以尽管非常有效，也不能滥用。

(2) 非甾体类抗炎药——坚持服药三个原则

这类药是在发作开始时使用的药物，有芬那克、萘普生、吲哚美辛等。每一种都是非常有用的，但由于其对肠胃的影响，因此必须按照正确方法服用。

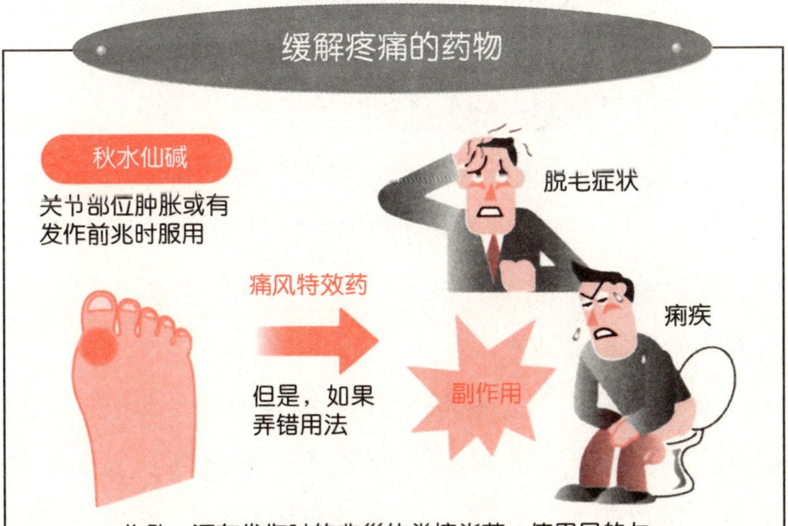

此外，还有发作时的非甾体类抗炎药。使用目的与秋水仙碱一样，在于止痛。

服用非甾体类抗炎药，必须坚持以下三个原则：

●一旦发作发生，首先服用3片。

●只要发作没有消失，3小时后再服用3片。

●即使这样发作仍没有消失，再隔3小时服用3片。

坚持以上三个原则，一般的发作都会消失。

秋水仙碱和非甾体类抗炎药都是抑制疼痛的药物，绝不是治疗高尿酸血症的药。发作一旦消失，服用下列治疗高尿酸血症的药，可在痛风病因上治疗。

控制尿酸的药物

治疗高尿酸血症的药物有两类，一类是针对排泄低下型使用的“尿酸排泄药”，另一类是针对尿酸生成过多型使用的“抑制尿酸生成药”。

（1）促进尿酸排泄药——促进尿酸的排泄

尿酸排泄药促进尿酸向尿液中排泄，使尿酸正常化。虽然尿酸排泄剂有很多种类，效果好、副作用小的有丙磺舒、苯溴马龙。

丙磺舒通常根据症状用药，每日剂量为500～1000毫克（2～4片），间隔12小时服用。苯溴马龙效果非常显著，每日服用一次（1/2～1片）就可以。因为苯溴马龙的尿酸排泄作用是丙磺舒的20倍以上，因此增加了肾脏负担，有引起肾功能不全的危险，所以使用时必须慎重。

（2）抑制尿酸生成药——抑制尿酸的生成

抑制尿酸生成药就是通过抑制尿酸生成使尿酸下降，代表药为别嘌呤醇。该药每日剂量200～400毫克（2～4片），间隔12小时，分2次服用。该药长期服用，除了需要注意用药初期的过敏反应，不用担心其他的不良反应。

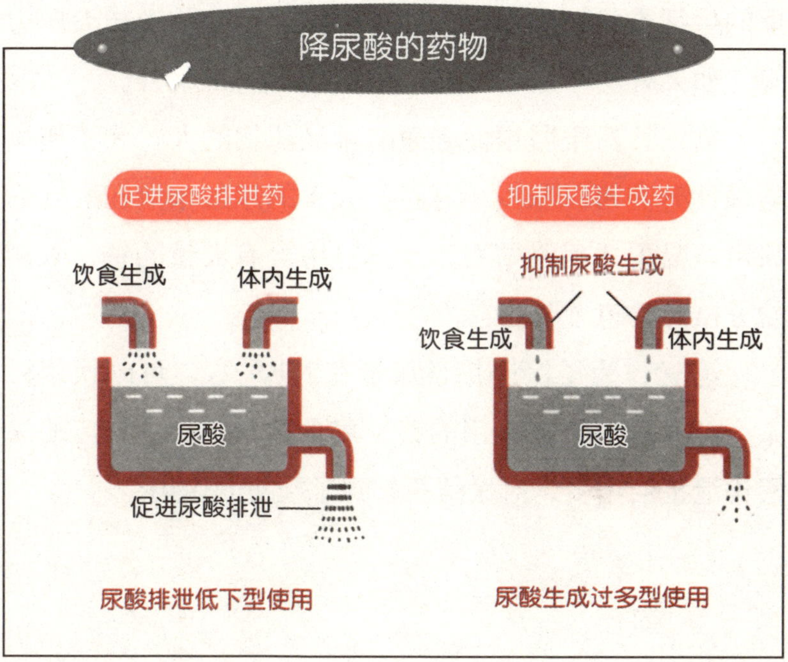

服用抗痛风药的注意事项

在服用治疗高尿酸血症药的时候，需要注意以下三个方面：

第一，开始治疗约半年后，痛风反而较易发生。这是因为药物引起血液中的尿酸浓度急剧下降，关节等部位滞留的尿酸更易形成结晶。尽管我们在前面已经说明尿酸上升，体内尿酸易形成结晶，易引起痛风发作，但尿酸急剧下降也可诱发痛风发作。因此，必须改变不合理的生活方式，如深夜喝酒、剧烈运动、承受较大压力等。如果有发作先兆出现，可服用秋水仙碱1片。

第二，对于服用促进尿酸排泄药物的人，为了使尿酸碱性升高可以服用小苏打。大量的尿酸排泄在酸性的尿中，易形成尿路结石。小苏打中含有大量的钠，限制盐分摄入的患者要注意。

第三，为了保证每日尿量在2升左右，可以饮用粗茶、红茶等有利尿作用的茶。尿量多了，与之相应的尿酸排泄也会增多，对尿结石起到了预防的作用。

控制尿酸的治疗中应注意的三个方面

要点1 治疗开始约半年后，痛风反而易发生，因此必须改变不合理的生活方式

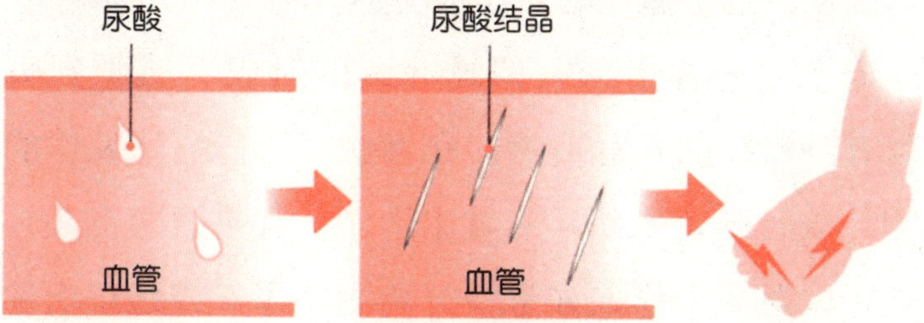

药物引起尿酸浓度急剧下降 → 在关节等部位滞留的尿酸易形成结晶 → 发作

服用尿酸排泄剂的人

如果尿偏酸性 → **要点2** 为保持尿的碱性，可服用小苏打

为增加尿量 → **要点3** 服用有利尿作用的茶水，使每日尿量在2升左右

剧烈疼痛的应对方法

突然感到剧烈疼痛的侵袭

前面讲过，痛风的发作很突然。

像平常一样上床，似睡非睡的时候，感觉到脚的踇趾有种痒痒的不舒适感。在考虑“可能痛风发作的前兆吧”的时候，剧烈疼痛就出现了。如果这时有药，服用就可以避免发作；如果恰好药用完了，或是首次发作的时候，就必须自己想办法应对。那么，怎样做才正确呢？

痛风发作，是由于白细胞和尿酸钠结晶在患处较量引起的炎症。首先，为了抑制炎症，用水或冰置于患处冷却降温。如果有冷却湿敷药，贴上也可以。此时，患处温度越高，冷却对控制发作的效果越好。如果将患处放在比心脏高的地方进行冷却，止痛效果会更好。如果处于躺着的状态，叠几个枕头或被子后把脚踝放在上面。如果必须面对桌子工作，将脚放在桌子上，疼痛多少会减轻。

发作期间的注意事项

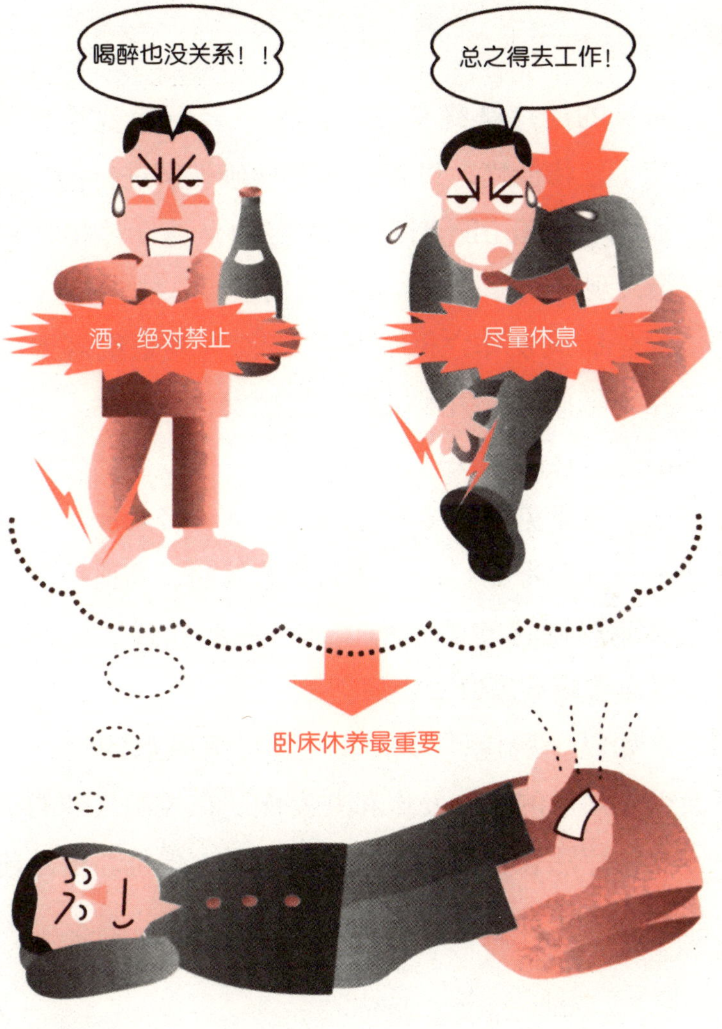

为了与痛风融洽相处

中断治疗会丧命

痛风的治疗是终身的，很多患者中途就放弃了治疗。为了坚持治疗，患者有必要准确理解进行治疗的目的。服用什么药出于什么目的？如果随意停用这些药物，会出现什么样后果？现在我们进行总结。

首先痛风发作之际使用的药，主要是缓解发作疼痛，并不降低痛风病因尿酸；其次发作结束后，自觉症状也消失，这时是疾病发病的初期。应以服药为主要治疗方法，可避免引发多种生活习惯病、肾功能障碍（肾功能不全、尿毒症）；一旦引发糖尿病、高血压等，促使动脉粥样硬化的因素增加，可能会导致缺血性心脏病、脑血管疾病等致命疾病。

正如以上所说，如果乐观看待痛风病的治疗，就不会引起痛风的持续发作和并发症。在控制尿酸的治疗中，饮食疗法和日常调理当然很重要。但是，这是建立在药物治疗的基础之上。

不要任意中断药物治疗

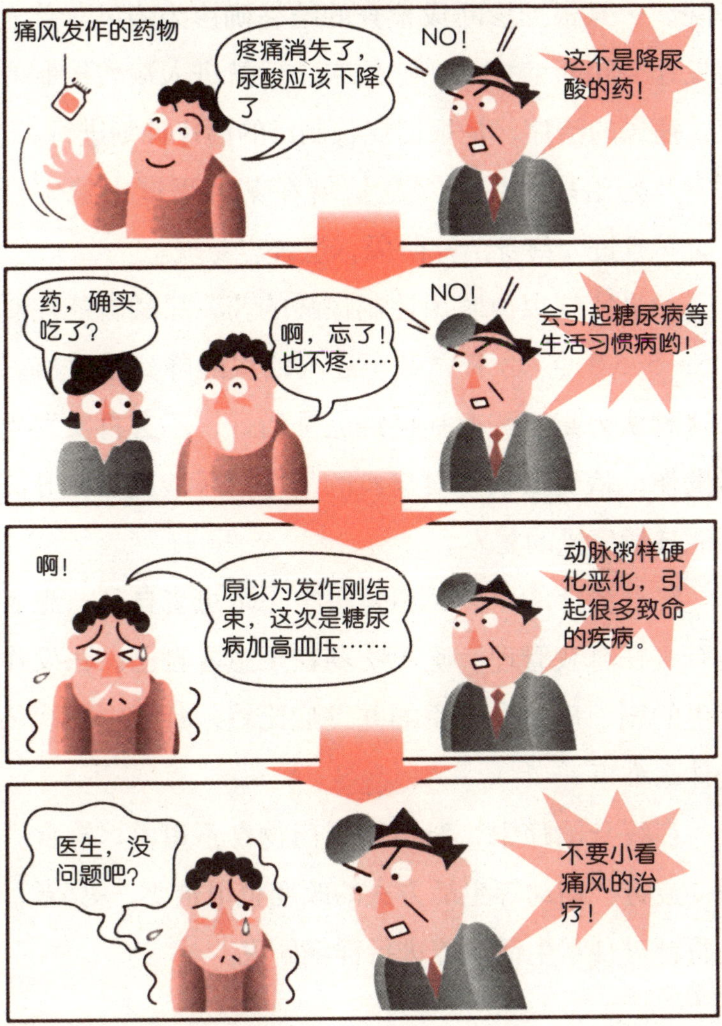
痛风发作的药物
疼痛消失了，尿酸应该下降了
NO！
这不是降尿酸的药！
药，确实吃了？
啊，忘了！也不疼……
NO！
会引起糖尿病等生活习惯病哟！
啊！
原以为发作刚结束，这次是糖尿病加高血压……
动脉粥样硬化恶化，引起很多致命的疾病。
医生，没问题吧？
不要小看痛风的治疗！

终身治疗的主角是患者自己

痛风发作一旦发生，许多患者由于剧烈疼痛而去医院。一旦根据诊断或检查的结果确诊为痛风，首先就对发作采用对症疗法，这结束之后就进入尿酸控制的治疗。痛风的治疗，是根据症状制订的治疗计划进行。

开始治疗之后，尿酸值就在某种程度上稳定。但是，一旦进入终身治疗阶段，患者容易疏忽。

如果持续规律服用控制尿酸的药，尿酸就能控制到4.5～5.5毫克/分升，甚至还有的尿酸降到正常值。如果这时认为高尿酸血症已经完全治好，不会再次发生痛风发作，从而放松了对痛风的治疗，尿酸就急剧升高，可能导致痛风的复发。

终身治疗的主角，不是医生，是患者自己。患者自己有责任自我管理，吃不吃药在于患者自己。跟发作时产生的剧烈疼痛或严重的并发症比较，每天吃几次药不是什么难事。

在终身治疗中，坚持服用药物自不用说，饮食、饮酒、疲劳、运动等生活方式的改变也很重要。第5章，我们将针对日常生活调养进行详细解说。

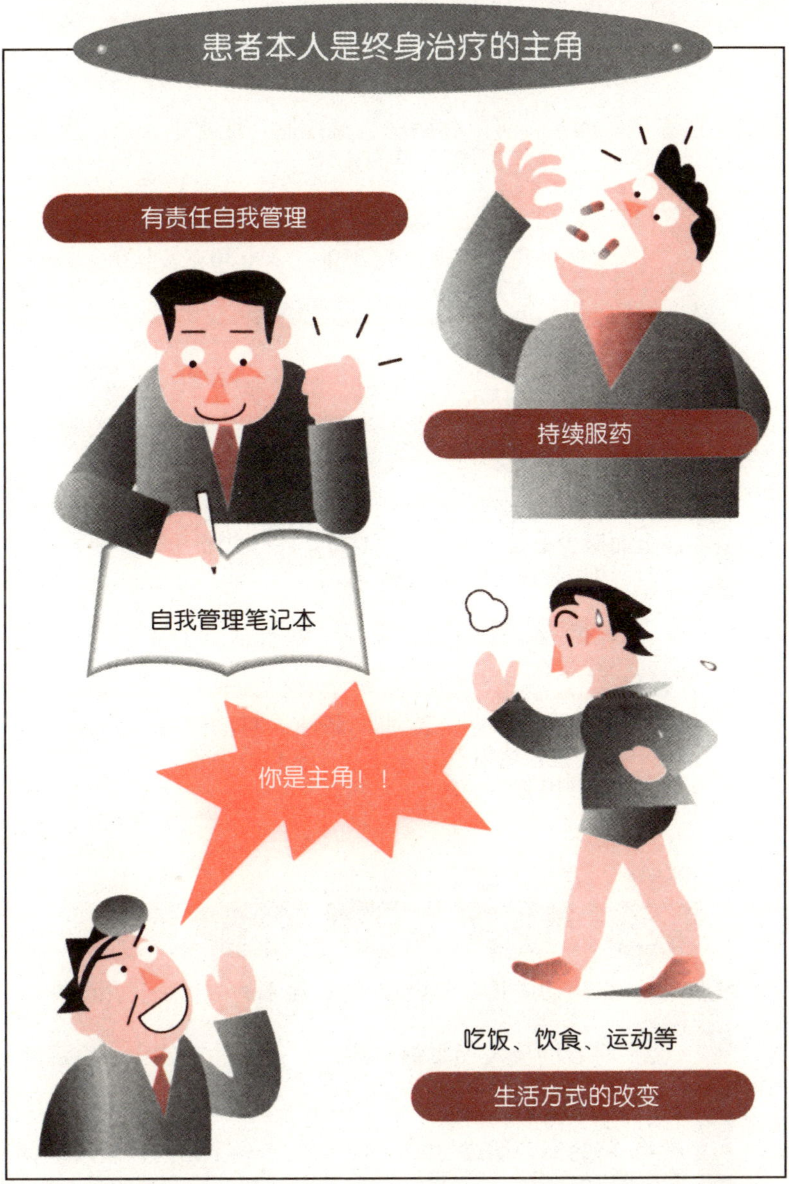
患者本人是终身治疗的主角
有责任自我管理
自我管理笔记本
持续服药
你是主角！！
吃饭、饮食、运动等
生活方式的改变

小知识栏　痛风患者的用餐4

推荐菜谱：酒菜——熏鲑鱼夹萝卜

如果在家里做酒菜，可以将脂肪、盐控制在低水平，痛风患者也可以安心吃。但是，酒要适可而止。

材料（1人份） 熏鲑鱼（切薄片）20克、萝卜30克、盐0.3克、西芹少量。

能量	蛋白质	脂肪	糖	盐
38千卡	5.5克	1.2克	1.0克	1.5克

做法

（1）将萝卜切薄片，2片作为1组，中间插入1片熏鲑鱼。在上面撒少量盐，用保鲜膜裹好，用压物石压30分钟。

（2）切片装盘，装饰点西芹。

推荐菜谱：酒菜——海滨烤山药

材料（1人份） 山药50克，黄油、酱油、料酒等各1/2小匙，烤海苔1/3张，青海苔粉少量，青紫苏叶1张。

能量	蛋白质	脂肪	糖	盐
56千卡	1.7克	1.8克	8.6克	0.5克

做法

（1）山药切成长4～5厘米、宽1厘米的方形块，用醋冲后除水。

（2）将黄油放入平底锅加热，放入醋冲过的山药块后炒到焦黄色。

（3）加上酱油和料酒，撒上青海苔粉。

（4）将烤海苔切成2厘米宽的带状，裹上山药，装入垫有青紫苏叶盘里。

第5章

每天都要注意防治痛风

自我管理——三大支柱

痛风是必须自我管理的疾病

在发作消失之后继续治疗痛风，患者本人必须清楚病情，彻底实行自我管理。医生提出药物治疗方案，必须配合改变生活方式，但能不能遵照执行在于患者自己。

痛风患者、易患痛风的人群都兼有“肥胖”“大量饮酒”“贪吃或偏食”“过度疲劳”等多个易患因素。首先，这些负面因素可以通过自我管理一一去除。其次，定期住院检查、正确用药也是自我管理的一部分。药物疗法和饮食疗法互为补充，同时进行，痛风及其并发症才能得到很好的控制。

为了和痛风斗争，有很多必须注意的事项，如住院检查、服药、饮食、改变生活习惯等。同时，也有很多必须严格遵守的事项。

下面，我们对日常生活中必须注意的事情进行详细讲解。

自我管理的基础是消除易患因素

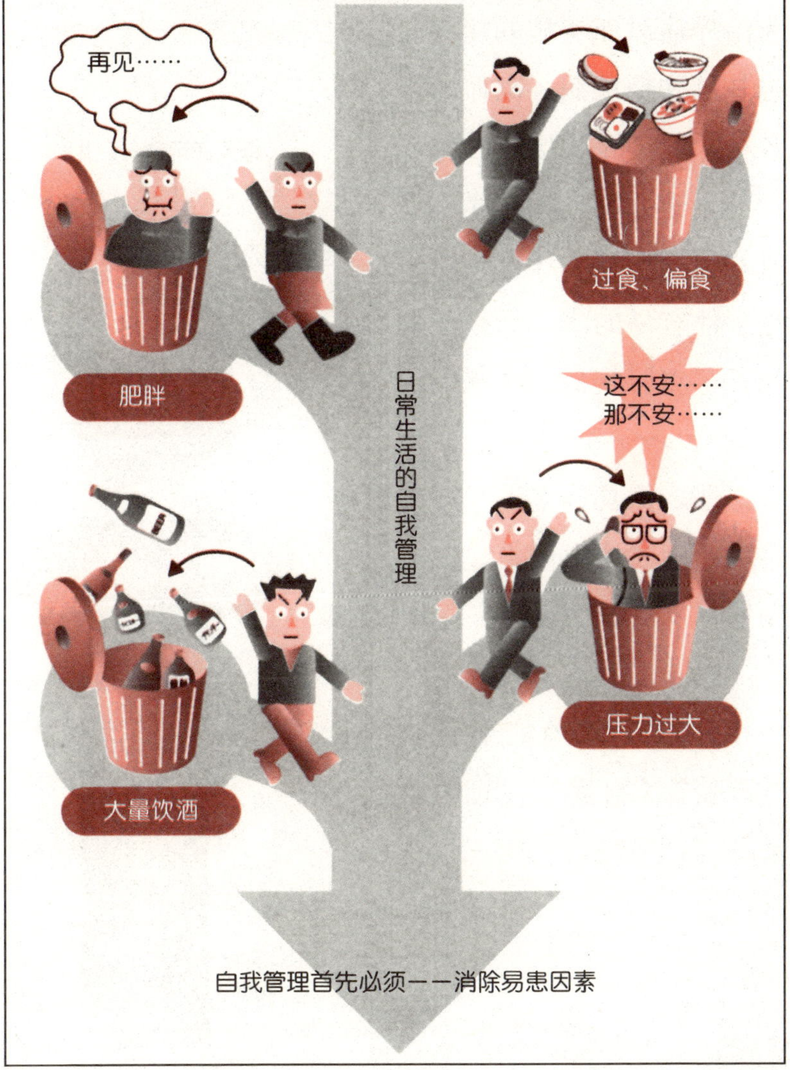

日常生活的要点

改变生活习惯，不仅是为治疗痛风而实施的疗法，也是预防糖尿病、高血压等各种并发症的重要疗法。

尽管如此，改变多年养成的生活习惯和饮食习惯不是一件容易的事。必须要有一种“克服疾病”的强大决心。

那么，具体应该注意哪些事项呢？主要要点，如右图所示。

总结一下，在日常生活中自我管理的要点是“改变饮食生活”“适量运动”“消除压力”等三大支柱。

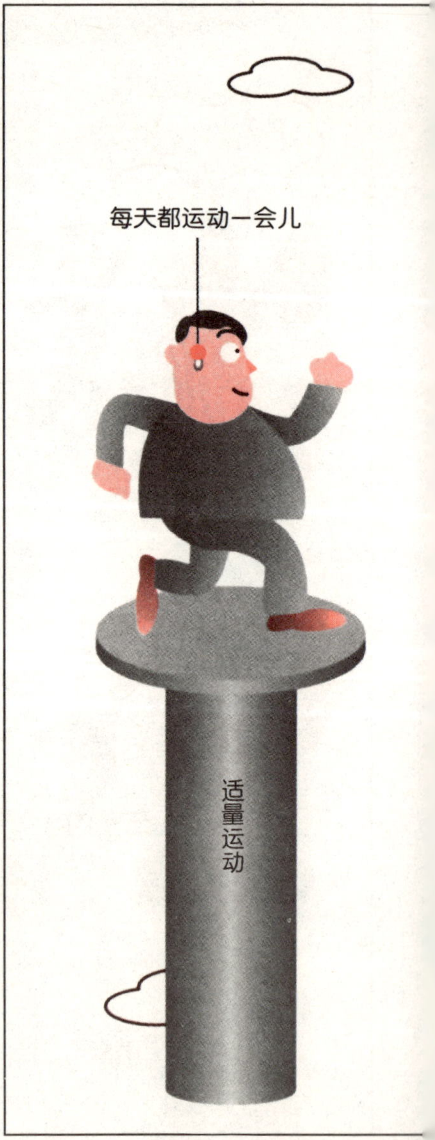

痛风自我管理——三大支柱

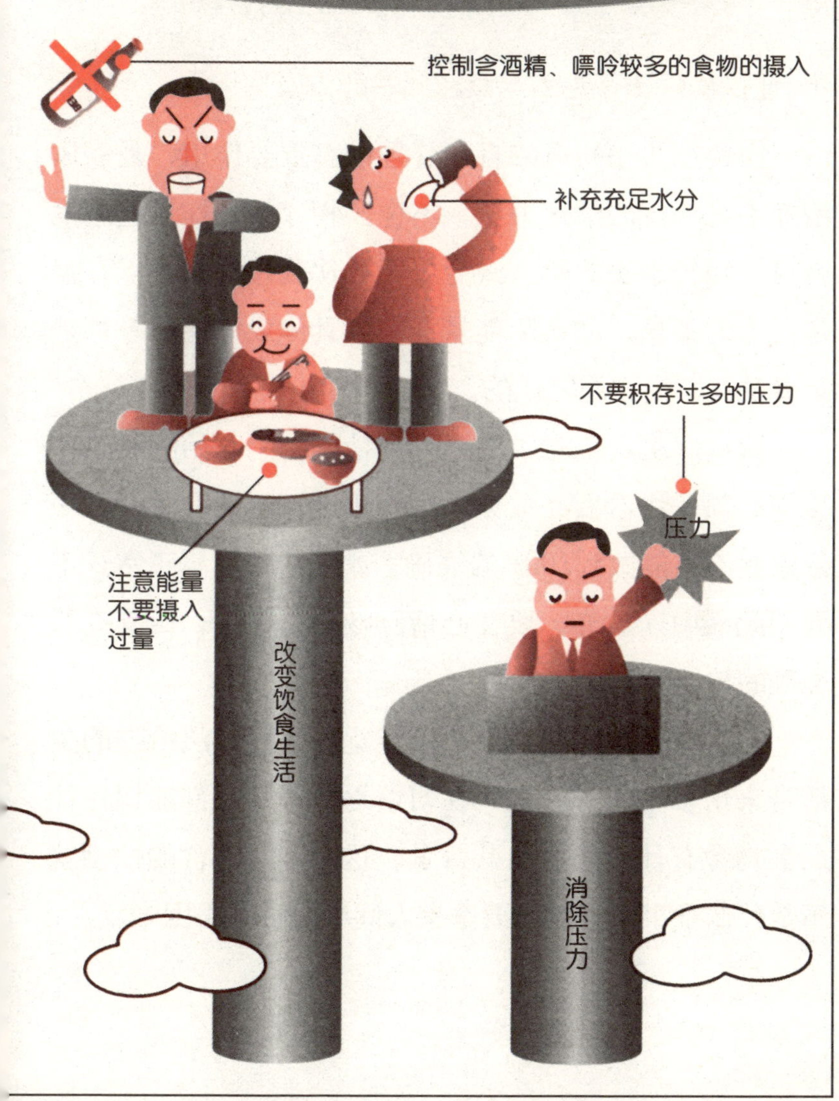
控制含酒精、嘌呤较多的食物的摄入
补充充足水分
不要积存过多的压力
压力
注意能量不要摄入过量
改变饮食生活
消除压力

在开始饮食疗法之前

让饮食疗法在患者与其家属合作中发挥作用

饮食疗法在痛风的自我管理中有重要作用，是痛风治疗不可缺少的治疗方法，不像药物疗法那样只遵医嘱就可以轻松解决的事。医生仅指导饮食疗法的要点，但是具体的菜单，如实际能量计算、具体成分搭配等都是患者及其家庭实施完成的。

饮食疗法实施时不需要十分精确。刚开始的时候，尽管必须一边看食品成分表，一边计算能量和成分，一般家庭不可能做到100%的准确，稍有偏差也属正常。不要因此而中途放弃，要在心情舒畅的条件下，树立近似准确的持续饮食疗法。

在习惯饮食疗法之前，可能觉得这种疗法给您的生活带来诸多不便，但是，在习惯之后，一般都能记住什么食物含有什么成分及其含量，这时，对饮食的控制就不是什么难事了。这需要全家人同心协力克服困难。

饮食疗法在患者与其家属合作中发挥作用

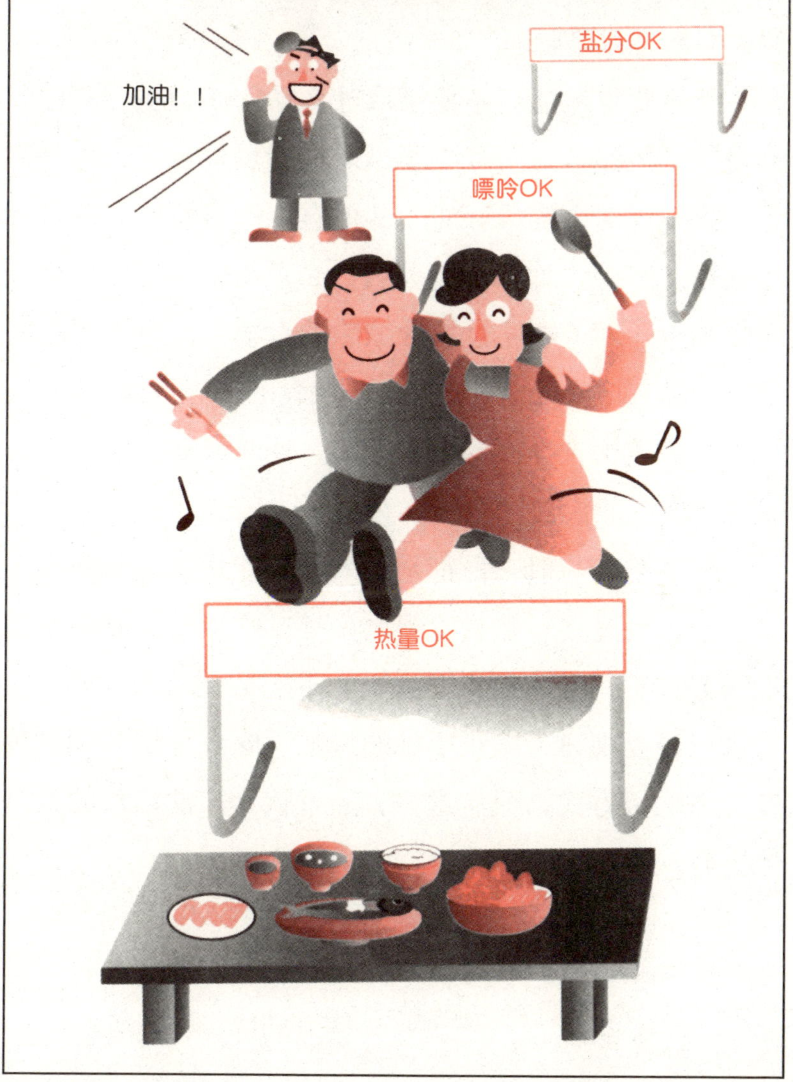

纠正饮食习惯也很重要

痛风饮食疗法的主要目的在于“消除肥胖”“控制尿酸”和“尿路管理”。

具体要点就是“不要摄取过多动物性脂肪”“控制酒精”“控制盐分”“不要摄取过多热量”等，这些注意事项不仅对于痛风，对于其他有生活习惯病的患者也都通用。另外，如果是痛风病，必须还要注意“应摄入充足水分”“不要吃过多含嘌呤的食物”。对于嘌呤的摄取量没有严格规定，更倾向于饮食的营养均衡。

在讲述饮食疗法的要点之前，让我们先了解一下痛风患者现在的饮食习惯。

痛风患者一般来说都是摄入过多能量，如脂肪摄入过多、饮酒过多、甜食吃得太多等。吃饭时间不规律、吃饭方式不科学，如半夜吃饭、不吃早饭的人，要注意一日三餐要规律，吃饭要细嚼慢咽、吃八分饱。稍微改变一下吃饭方式，只有这样，通过饮食疗法治疗的效果才会好。

从反省现在的饮食习惯开始

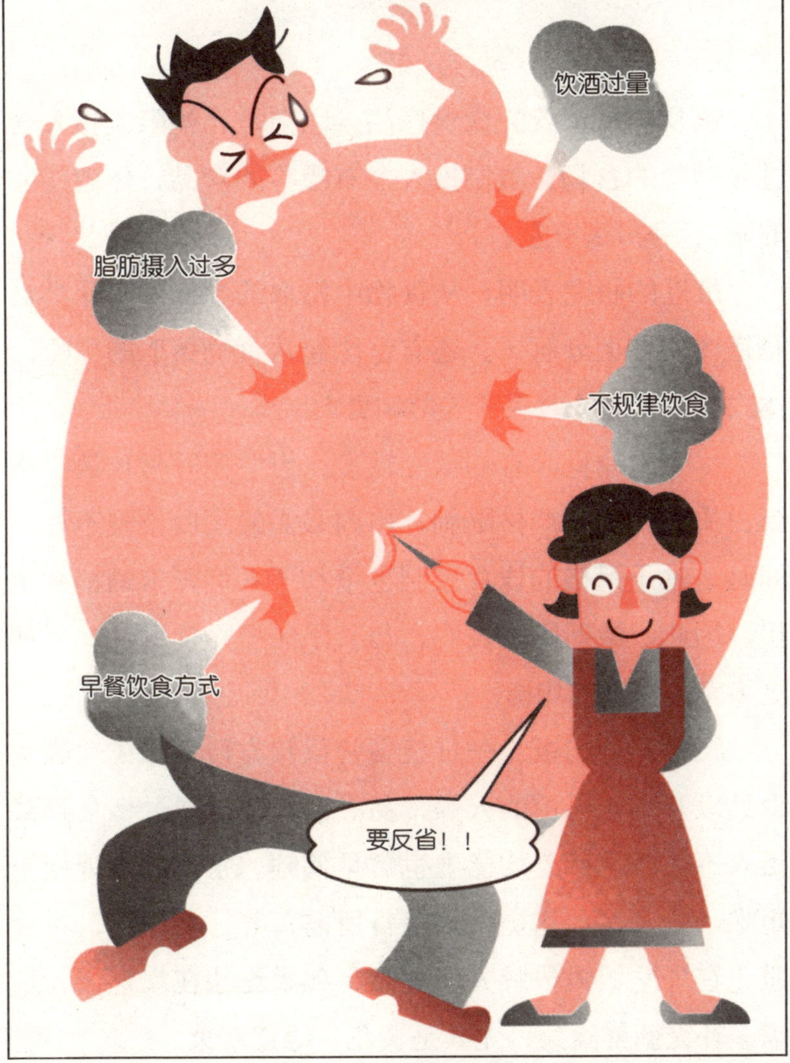

饮食疗法的要点

首先考虑营养均衡

谈及痛风患者的饮食疗法，以前是严格限制摄入含过多嘌呤的食物。限制摄入含有嘌呤的食品，体内尿酸的确会下降1毫克左右。

最近的研究表明，从食物中摄取的大部分嘌呤都被肠道内的细菌分解了。还有，比起从食物摄取的嘌呤，体内生成的嘌呤对尿酸的影响更大。

尽管肉和鱼含有的嘌呤较多，但它们同时也是优质蛋白质源。如果严格限制，体内必需的蛋白质就不足，同时，过于严格的饮食控制也增加了人们正常的精神负担。因此，最新研究表明，与其限制嘌呤类食物，不如更多考虑营养的均衡。

经常在外吃饭、一日三餐常依赖方便食品或软罐头食品以及不吃早饭的人等，易导致脂肪摄取过多且蔬菜摄入不足，在营养均衡上也常见偏颇。重要的是规规矩矩吃一日三餐，均衡摄入每日所需营养。要记住，尽量避免在外吃饭或依赖方便食品，如果无法在家吃饭，则需多补充新鲜蔬菜，尤其是黄色、绿色蔬菜。

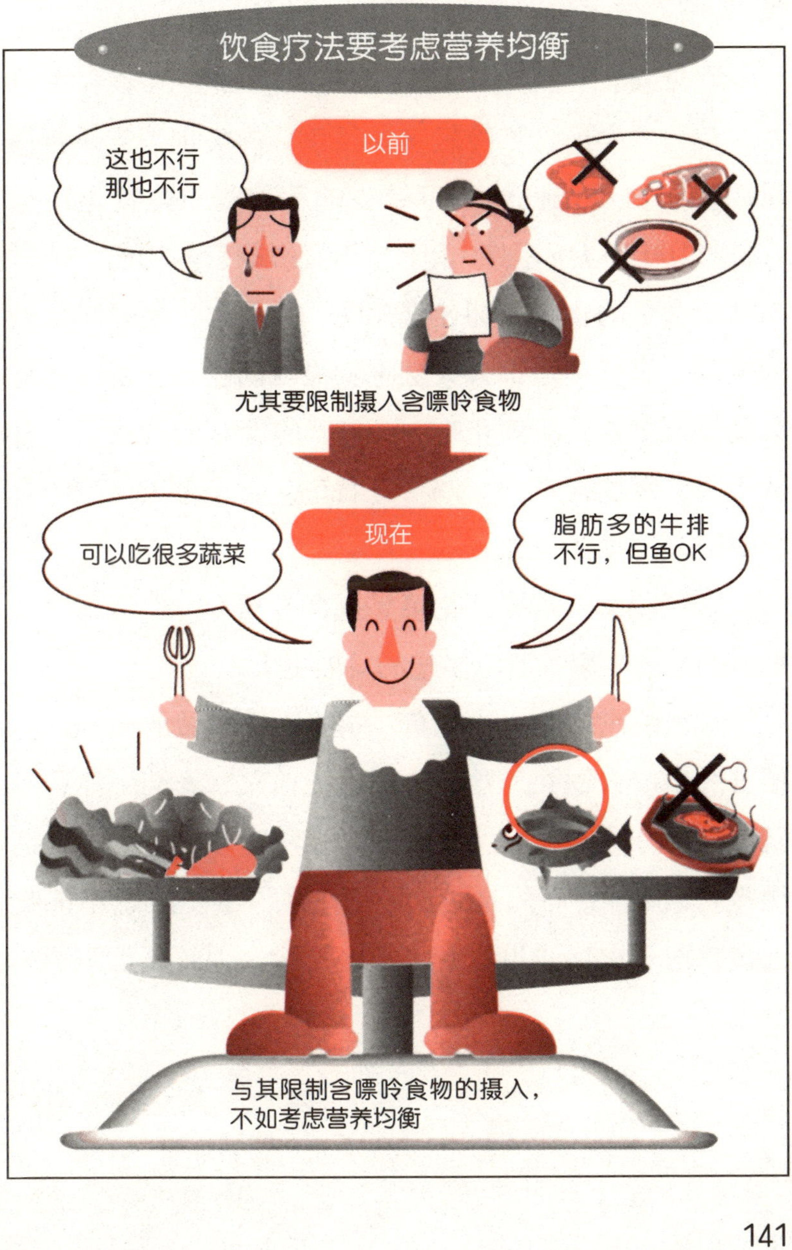
饮食疗法要考虑营养均衡
以前
这也不行
那也不行
尤其要限制摄入含嘌呤食物
现在
可以吃很多蔬菜
脂肪多的牛排
不行，但鱼OK
与其限制含嘌呤食物的摄入，
不如考虑营养均衡

如何对待含有嘌呤的食物

常见食品中含有的嘌呤的量见右图。从该表中可知，鱼、肉类所含嘌呤较多。但鱼、肉类也是优质蛋白质源。蛋白质是机体不可缺少的营养物质，食用适量（每日100克以下，160千卡）不会影响营养均衡。中、高嘌呤含量的食物，即使偶尔吃一点儿，也不影响尿酸的控制。只要不是每天大量吃就没有问题。但是，在痛风发作频繁期，应停止吃中、高嘌呤含量的食物，尽量从牛奶、豆腐、鸡肉、鸡蛋、竹鱼、金枪鱼等低嘌呤食品中摄取优质蛋白质。

尽管菠菜、芦笋、花菜等也含有嘌呤，但蔬菜含有更多的是维生素，所以多吃的益处更大。

必须注意的是，少吃鱼、贝类、肉类做的火锅（包括日式牛肉火锅）。这些火锅中，白菜、春菊、洋葱等蔬菜因充分吸收了肉、鱼等所含的嘌呤，已经和中、高嘌呤含量食物一样，少吃没有关系，但要注意不能吃太多。由于火锅汤也溶解了很多嘌呤，因此还是不要喝汤。

食物中嘌呤含量

分类	食品种类
低嘌呤含量的食物（每100克食物含75毫克以下）	鱼类 竹鱼、蟹、黄鳝、鲱鱼、鲑鱼、金枪鱼、白鱼 肉类 火腿 谷类 燕麦 豆类 四季豆、豌豆 蔬菜 芦笋、蘑菇类、豆荚、菠菜、四季豆 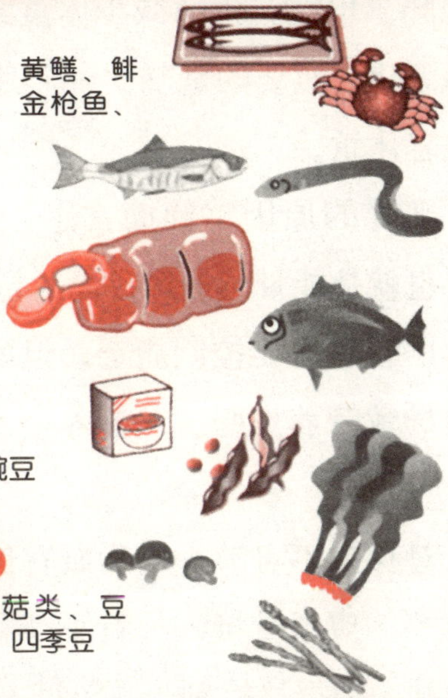
中嘌呤含量的食物	鱼类 一般鱼类、贝类 肉类 腊肉、牛肉、猪肉、鹿肉、肉汤 
高嘌呤含量的食物	鱼类、肉类 肝脏、肾脏、脑、肉精 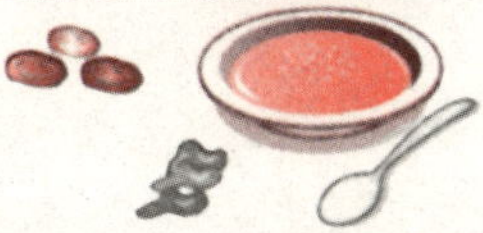

控制能量的摄入量

痛风的最大敌人是肥胖。换句话说，饮食疗法最大的目的就在于消除肥胖。另外，为预防并发症，也要消除肥胖。但是，迅速减少体重或剧烈运动，反而可能使痛风恶化。重要的是确立一个月减3千克左右的标准，慢慢减轻体重。

肥胖的原因，简而言之，就是喝得太多和吃得太多，也就是能量的摄取量远远超过消耗量。

尽管有必要控制能量，但如果盲目限制能量摄入，就会导致营养失衡。在营养摄入方面要有取舍，营养均衡。

对身体不可缺少的物质有优质蛋白质、维生素、矿物质等，应适量摄入。对于糖和脂肪应减少摄入量。对于酒精，要严格控制，避免摄入。

蛋白质摄入尽可能限于豆腐或鱼类，摄入应适量；肉类摄入时，应补充充足的海藻类和蔬菜。另外，应尽量改掉爱吃甜食、夜宵等生活习惯，这样对控制能量的摄入有利。

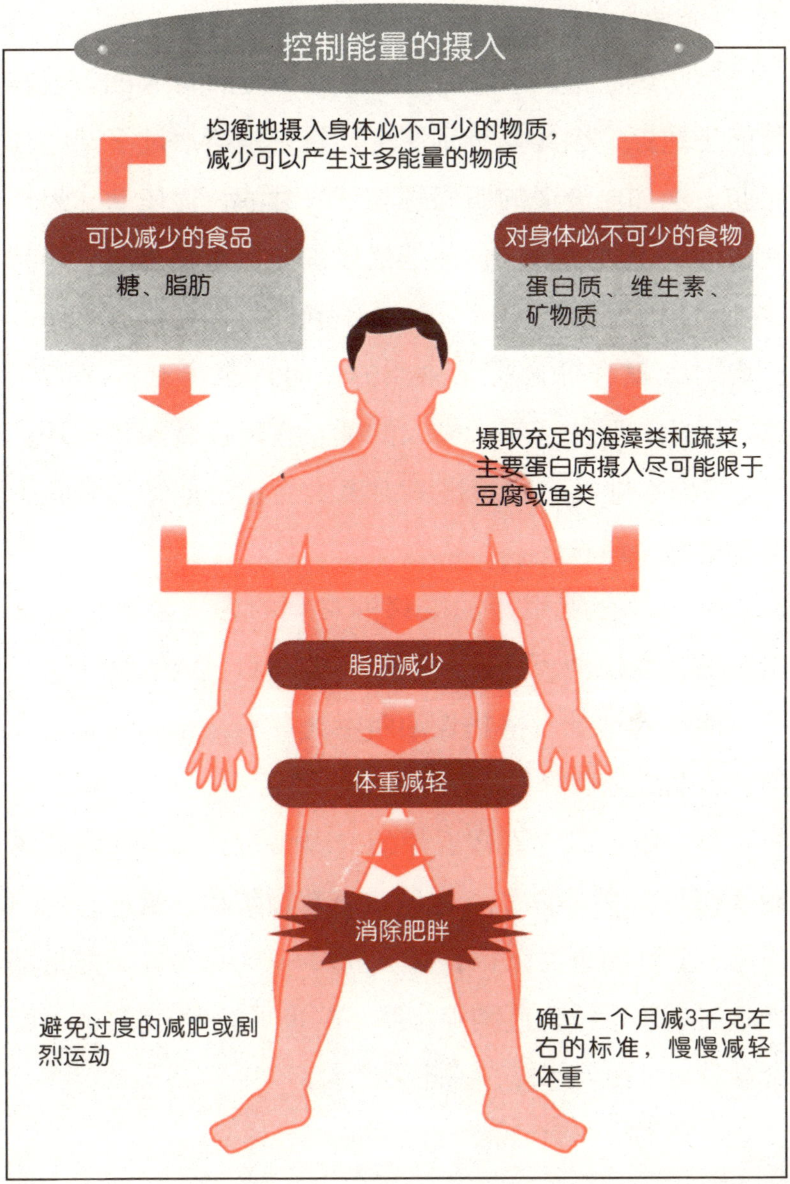
控制能量的摄入
均衡地摄入身体必不可少的物质，
减少可以产生过多能量的物质
可以减少的食品
糖、脂肪
对身体必不可少的食物
蛋白质、维生素、
矿物质
摄取充足的海藻类和蔬菜，
主要蛋白质摄入尽可能限于
豆腐或鱼类
脂肪减少
体重减轻
消除肥胖
避免过度的减肥或剧
烈运动
确立一个月减3千克左
右的标准，慢慢减轻
体重

控制动物性脂肪的摄入

脂肪热量高，每克约9千卡。喜欢吃油腻菜的人很容易能量超标，因此要特别注意。特别是摄取过多动物性脂肪，增加血液中的胆固醇和三酰甘油，促使动脉粥样硬化的发生。动物性食品是优质蛋白质源，但同时容易增加动物性脂肪的摄入，这是不利的。例如，五花肉、肋肉、大里脊等含有蛋白质的同时，也含有较多的脂肪。因此，要注意每天摄入的量，宜每日摄入50～70克（1/2根牛排或2～3根烤鸡肉串）为宜，最好选脂肪少的小里脊、鸡胸肉。

烹饪时喜欢用黄油或猪油烹调的人，要更换成人造黄油、色拉油、芝麻油等植物性油脂。但植物性油脂也不能摄入过量，植物性油脂中含有不饱和亚油酸、油酸，这些成分有降低胆固醇的作用。

鱼类中含二十五碳五烯酸（EPA）、二十二碳六烯酸（DHA）等脂肪酸，这些成分有预防动脉粥样硬化的作用。新鲜的鱼类以每日摄入量70～100克为宜。如果每天吃鳗鱼及金枪鱼鱼腩等脂肪多的鱼贝类100克的话，就会导致能量摄入超标，因此要注意。

吃肉和鱼时的注意事项

鱼

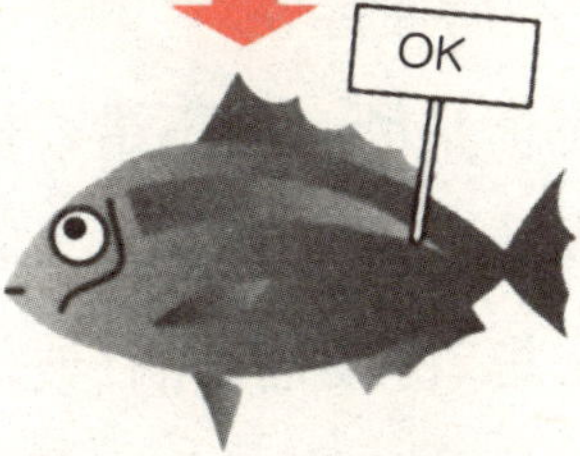

EPA、DHA等脂肪酸，有防止动脉粥样硬化的作用

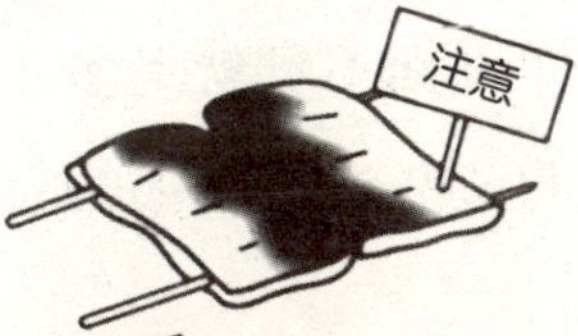

鳗鱼及金枪鱼鱼腩等脂肪多的鱼贝类摄入过量

肉

高脂肪

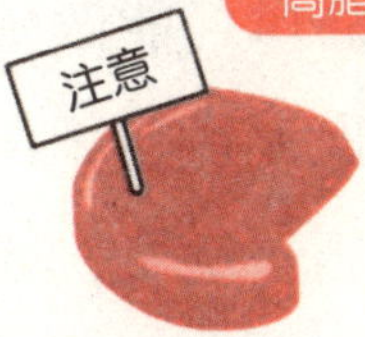

大里脊

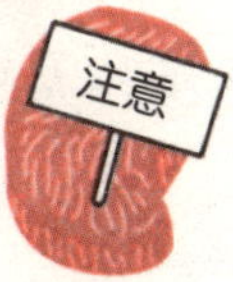

五花肉

低脂肪

小里脊

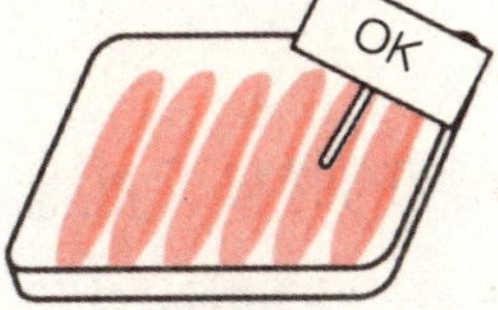

鸡胸肉

每日标准50～70克，注意选脂肪少的肉

尽力控制饮酒

酒不仅含有大量的嘌呤，还能促进体内尿酸的生成，抑制排泄。事实上，痛风在过量饮酒之后更易发生。另外，过量饮酒可使能量超标，胆固醇、三酰甘油的含量上升，易引发高血压、高脂血症。

为了治疗痛风，能做到完全禁酒当然不错，但是这对爱酒的人来说太残酷了。因此，每日酒量，只限于日本酒一盒、啤酒一小瓶、威士忌2份或葡萄酒1玻璃杯的量。在这些酒中嘌呤含量最多的是啤酒，它的嘌呤含量是嘌呤含量最少的烧酒的180倍。因此，要特别注意勿使啤酒饮用过量。

饮酒的时候，应注意把握饮酒量。不要互相劝喝啤酒或日本酒，一杯接一杯，那样不知不觉就喝多了。而应该在寒暄敬酒之后，按自己的节奏换成能喝的兑水酒或烧酒。

喝酒的时候，注意不要忘了吃好饭，决不能用酒来补足能量、控制饮食等，这样在治疗痛风方面会适得其反。总之，要注意适量饮酒、营养均衡，这样才有利于痛风的治疗。

各类酒嘌呤含量比较

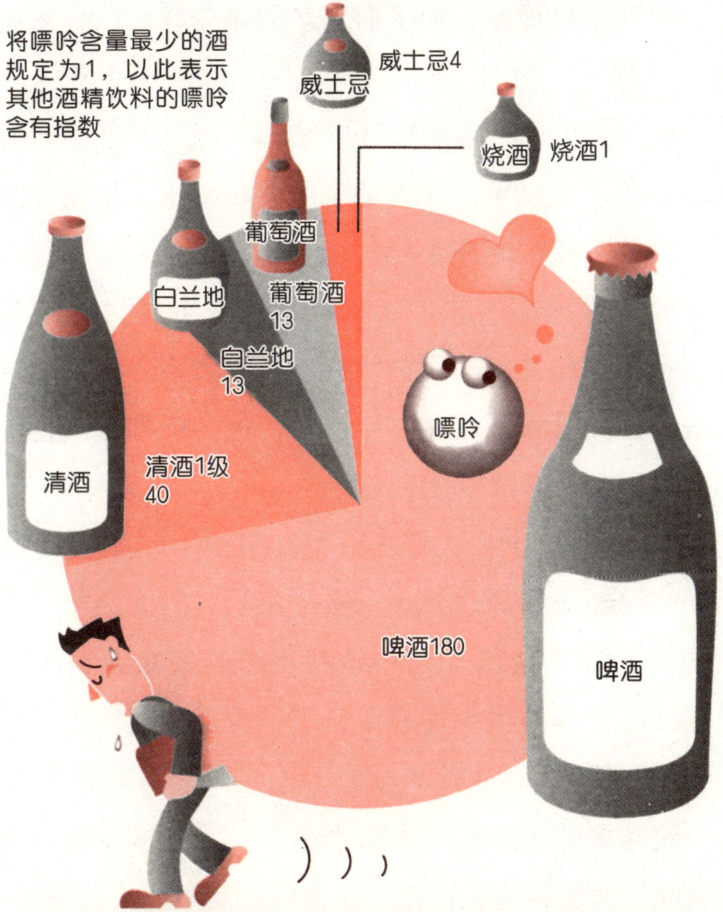

嘌呤含有量：即使同为酒精饮料，因种类不同有很大差别。啤酒要特别注意！

每天盐摄入量以7～8克为宜

研究发现，半数以上的痛风患者都有高血压。影响血压的因素有很多，如摄取过多的盐分就可以导致血压的升高。

根据日本厚生省的指导，健康人每日的盐摄取量最好控制在10克以下。如果是痛风、高血压或家族有高血压的患者，每日盐的摄入量应定在7～8克。

摄入盐分过多的人，感觉喜欢味重、讨厌味淡的人很多，这和常年的饮食习惯有很大关系。如果通过逐渐减少盐分摄入并习惯味淡饮食，也会感到味淡也很好吃，也能享受食材本身的味道。

首先，请记住“咸菜不要放酱油”“不要喝荞麦面汤或拉面汤”等。其次，减少菜盐分的诀窍为“使用无盐酱油或无盐酱”“巧妙利用醋的酸味或料酒的美味”“活用洋葱或生姜等作料”“重点用胡椒或辣椒等调味料”等。

使味淡的菜好吃的方法也很多。为了减少盐分而使饮食味道改变很多，那么，饮食疗法就不能长久持续。

与1克食盐含盐量相当的调味料

食品名	质量（克）	目标量	食品名	质量（克）	目标量
食盐	1	1/5杯	甜酱	16	$2\frac{2}{3}$杯
浓酱油	7	$1\frac{1}{6}$杯	辣酱油	12	$2\frac{2}{5}$杯
减盐酱油	11	$1\frac{5}{6}$杯	中浓酱	17	$3\frac{2}{5}$杯
淡色豆瓣酱	8	$1\frac{1}{3}$杯	土豆番茄酱	28	$4\frac{2}{5}$杯

根据四订食品标准成分表记载的数字换算

补充充足的水分

在痛风、高尿酸血症的治疗中，每天多排尿、并加强对尿酸顺利排泄的尿路管理也很重要。如果每天尿量少，那么尿中的尿酸浓度太高，就容易在肾脏中形成结石。为了促进尿液和尿酸的排泄量，必须摄入充足的水分。

尿的浓度，可通过颜色判别。要达到尿液呈非黄褐色化的标准，每天尿液量应确保在2升左右。这大约是健康人每天尿量的2倍，不摄入足够多的水，是不可能达到的。痛风患者大多是肥胖者，太胖就容易出汗，也必须补充一定量的水分。

不用说夏季天热的时候或运动的时候，人即使在睡觉的时候也会产生大量的汗。晨尿之所以颜色深是出汗导致水分流失，尿浓缩的缘故。因此，睡觉前应喝1～2杯水之后再上床。

但是，并不是说喝什么水都可以。用餐时如果喝太多的酱汤或汤，就会使盐摄入过量，而甜果汁或酒精又容易使能量超标，因此都不理想。如果水分从白开水、绿茶、乌龙茶、无糖咖啡或红茶中补充就比较理想。

2升左右尿量的水分摄取量

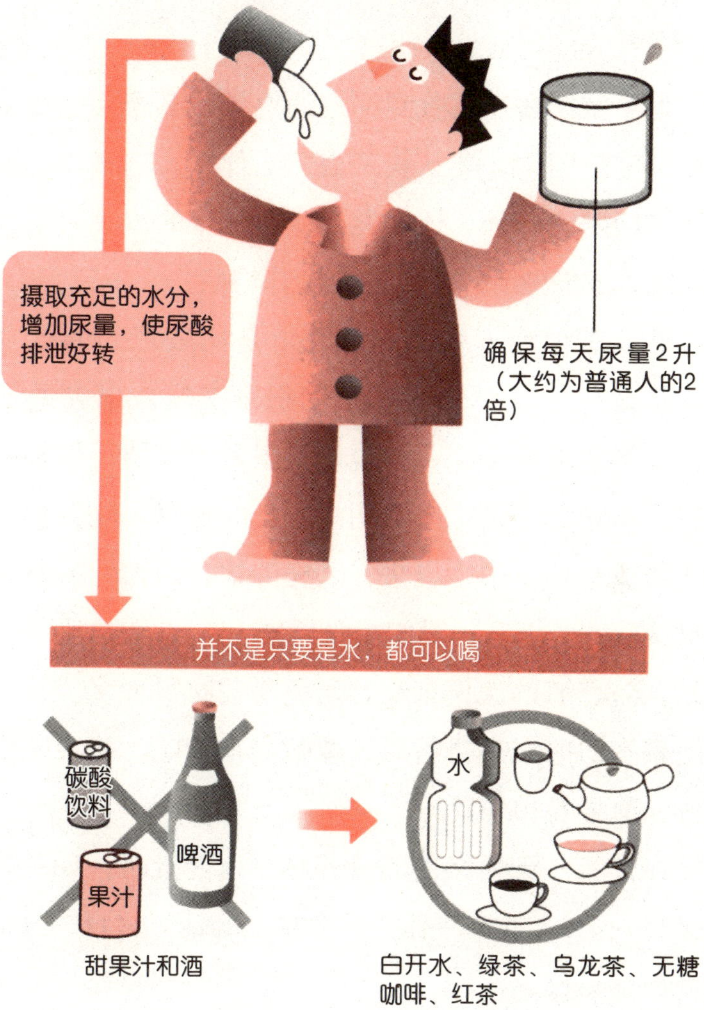

巧妙的食谱设计方法

考虑一天的饮食分配

为了使饮食疗法收到一定的效果，必须要把热量控制在一定范围内，要认真考虑“吃什么，吃多少，如何吃”的问题。此外，还必须改变不科学的饮食习惯。只有如此，才能做到科学饮食，营养均衡。

早、午、晚三餐均衡地获取是比较理想的饮食分配，但是由于生活方式的不同很难实现。早餐适度减少，午餐和晚餐多吃一些也是很正常的事情。但是，早餐完全不吃，午餐吃些三明治一类的糕点，晚餐把必要的营养成分一下子吃进来，这样的饮食习惯让人感到是不可接受的。那么，我们按照早餐为2，午餐、晚餐分别为3，零食为1的比例来吃，避免晚餐吃得太多。特别是当晚餐在21时以后进行时，要适当地少吃，把少吃的部分分配给早餐和午餐。

在计算一天所必需的营养和摄取能量时，如果我们把傍晚到第2天的中午作为一个单位的话，材料的分配就变得简单易行。

饮食分配的标准

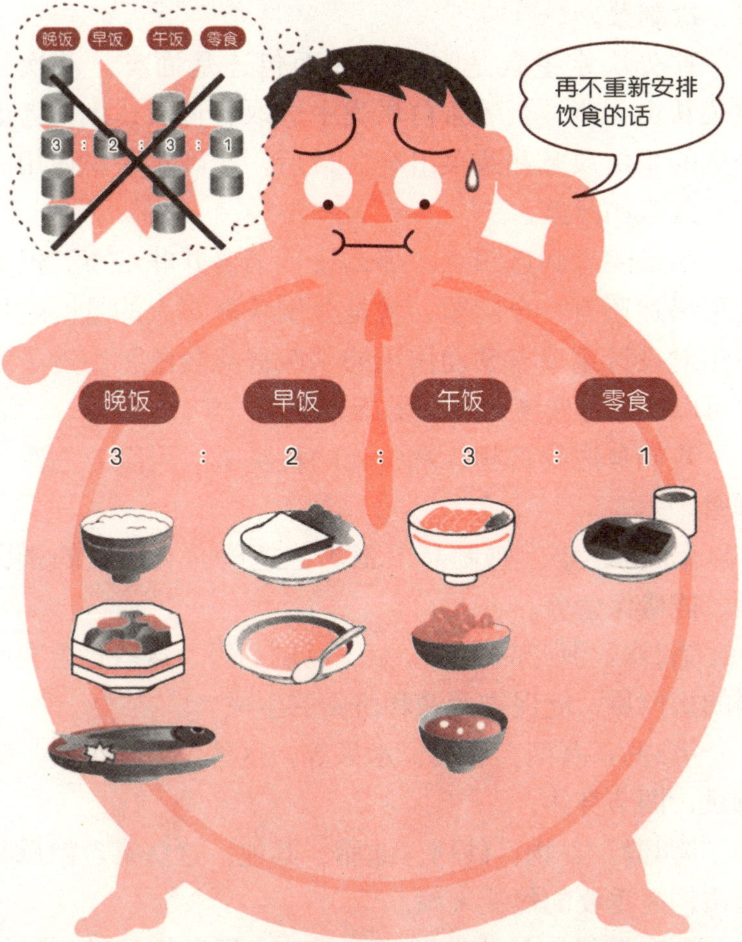

重新审视饮食的分配很关键

利用菜单的四群点数法

具体设计菜单时，基本上要考虑主食、主菜、副菜、次副菜。

首先决定主食是吃米饭、面包还是面类。其次，主菜从肉、鱼、蛋等蛋白质类中选取。再次，副菜考虑少量的蛋白质类和蔬菜组合。最后，次副菜考虑使用海藻、蔬菜和菌类。

如果注意到这四点，那么设计菜谱并非难事。但是这里仍然还有一个问题，就是分别采取多大的量。这里采用对设计菜单有帮助作用的“四群点数法”。这个方法可以简单地实现营养的均衡分配。

我们身边的食物，从营养的种类来分可以分为四种群组。

第1群：奶、奶制品、蛋等，这些含有优良的蛋白质，能确保营养。

第2群：海产品、肉、豆、豆制品等，这些也含有优良的蛋白质，能促进血液和肌肉的生成。

第3群：蔬菜、薯类、水果等，这些含有维生素、矿物质，调节身体。

第4群：谷物、砂糖、油脂、其他，这些富含糖质和脂质，是重要的热量来源。

各个群组，只要按照必要成分来组合搭配就可以构成自然的、营养均衡的饮食。下面我们来看一下具体的计算方法吧。

以80千卡为1点，用点数计算

四群点数法中，以一种食品的热量80千卡为1点来进行计算。设计菜单时并不是以100克来计算各种食品的热量，而是记下“1点（80千卡）的食物重量”，然后用点数来计算。例如，一个鸡蛋去掉壳的重量为50克，它的热量是80千卡，记为1点。也就是说鸡蛋1个1点。同样的，红色生鱼片50～60克，生鱼片1片，豆腐1/3块，1个小苹果分别为1点。作为基本的点数分配，首先要从第1群到第3群各自取3点，合计9点作为每日摄取的分量。无论年龄、性别、健康与否，任何人都应该摄入这样的分量。重要的是这里的1点并不是从某种限定的食物中摄取，而是从几个群组中组合摄取。考虑到爱好和时节，以新鲜的时令食物为宜，一天摄取15～20种食物比较理想。

但是从第1群到第3群选出的9点并不能满足一天所需要的热量。因此要根据个人的年龄和健康状况来调节由米和面包等组成的第4群组的主食。因痛风或者肥胖而进行热量限制的人也要从第1群到第3群中摄取9点食物，但是，要注意不能因害怕过量摄取砂糖和油脂而减少主食。

四种食物群

基本表格看法：食品80千卡为1点，一日从第1群到第3群分别摄取3点，合计9点。然后根据个人的具体情况调节第4群的摄取量（参考第157页）。

第1群
保证营养
优良蛋白质、脂类、维生素A、维生素 B_1和维生素B_2、钙质。

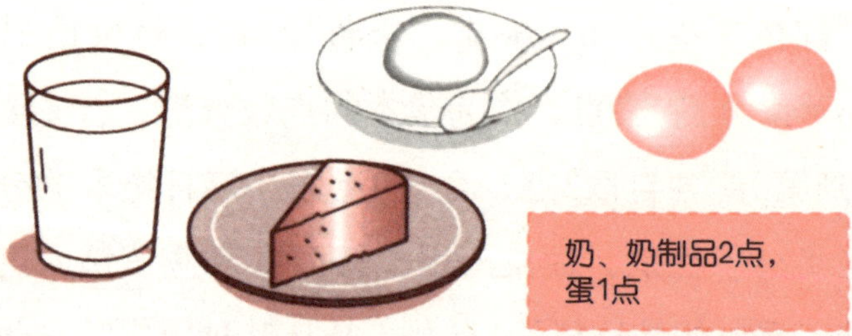

奶、奶制品2点，
蛋1点

第2群
促进血液和肌肉生成
优良蛋白质、脂类、维生素A、维生素B_2、钙质。

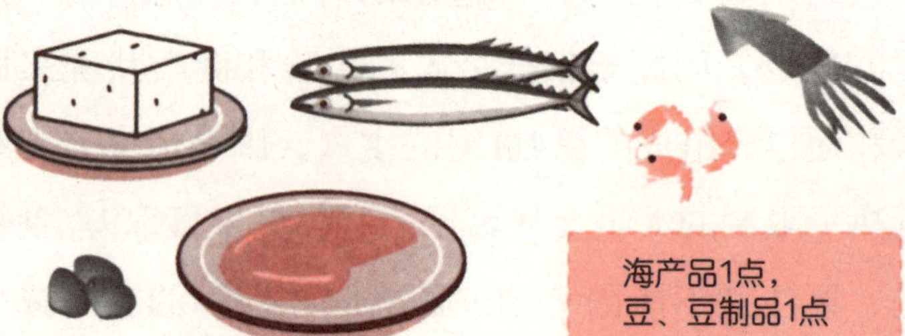

海产品1点，
豆、豆制品1点

第3群
调节身体
维生素和矿物质：维生素A、胡萝卜素、维生素C、矿物质、纤维。

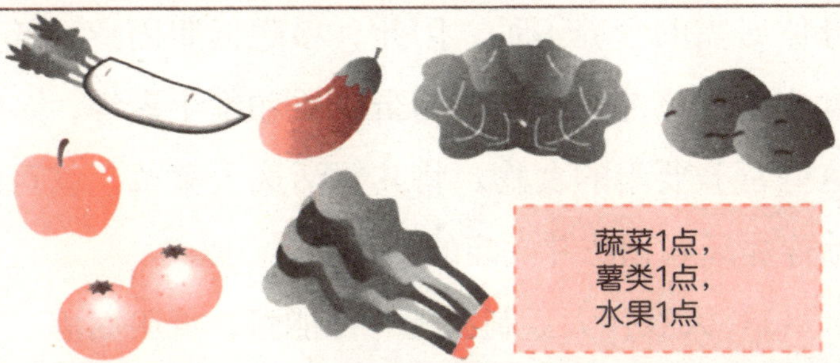

第4群
保持力量和体温
糖质和脂质：糖类、蛋白质、油脂。

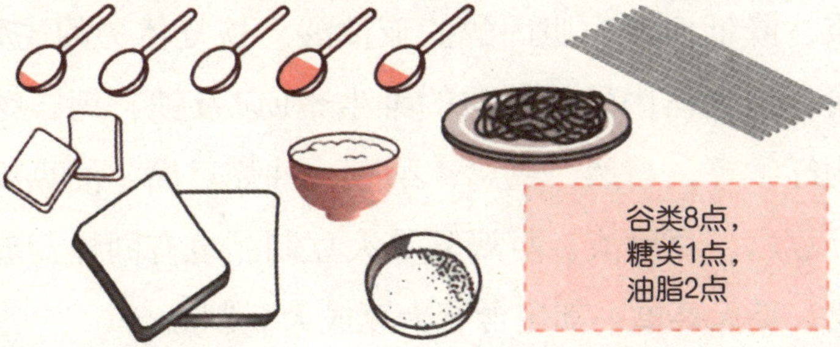

对痛风有益的食物

要尽量多吃的7种食物

痛风的饮食疗法的基本原则是营养摄入均衡。但是，正如前所述，如果限制摄入含嘌呤的食物，就会引起身体必需的营养不足。因此，多吃低胆固醇、低盐分的食物，还应补充易缺乏的蛋白质和维生素等，多吃含有这些营养要素的食物。将其灵活选入菜单，就可以起到治疗痛风和预防并发症的作用。

（1）大豆、大豆制品——低能量、低胆固醇

蛋白质是身体不可缺少的营养元素。但是，如果蛋白质摄取仅限于肉等动物性食品，就很容易摄入过多的脂肪。

大豆俗称“田地之肉”，低能量，含有多种优质蛋白质、降低血液中胆固醇的亚油酸、恢复体力的B族维生素、中和体内酸性物质的维生素E以及铁、钙、钠、食物纤维等。当然，豆腐、纳豆、油炸豆腐、油豆腐、高野豆腐、豆腐渣、豆腐乳等大豆制品也有同样营养，因此，每天菜单中都应含有大豆或大豆制品。

（2）鸡蛋——提高一同摄取的蛋白质的量

鸡蛋常被叫作“完全食品”，不但是优质蛋白质源，而且还含有身体所必需的多种营养元素。此外，鸡蛋蛋白质如果和植物性食品一起食用，有提高食品蛋白质功能的作用。

尽管众所周知鸡蛋本身含有胆固醇，但含有一种能降低胆固醇的叫卵磷脂的物质。只要医生不限制，可一天吃一个。

（3）牛奶——含有丰富钙和优质蛋白质

牛奶含有各种营养元素，尤其是钙含量丰富，牛奶的钙易被吸收。坚持每天1杯（200毫升）。

咖啡牛奶、水果牛奶等奶饮料加入了砂糖等，就不同于一般的牛奶。而被称为加工奶的低脂肪牛奶或脱脂奶，减少了脂肪，而营养成分几乎与牛奶相同，因此适合担心脂肪或能量摄入过多的人饮用。

牛奶含有很多优质蛋白质。在痛风发作的时候，作为肉、鱼等高嘌呤食品的替代品，人们可以从像牛奶那样低嘌呤食品中摄取优质的蛋白质。

（4）薯类——维生素和矿物质的宝库

尽管薯类的主要营养成分是淀粉（糖），但含有丰富的维生素C、维生素B_1、矿物质。尤其是土豆，富含钾，被称为“含钾大王”。钾有排出体内的盐分的作用，担心摄入盐分过多引起高血压的人可以多吃。另外，薯类含有很多食物纤维，除了通便，还有降低胆固醇的作用。

在外吃饭蔬菜不足的时候，可以喝土豆汁来补充维生素不足。但是，土豆汁有的添加了盐，尽可能选无盐的。

（5）海带——能降低血压和胆固醇

海带是低热量食品，减肥中的人也可以放心吃。在预防肥胖的饮食中，是不可缺少的食物。

海带中含有海藻酸等成分，除了通便之外，还可以降低血压和胆固醇，起到预防高血压和动脉粥样硬化的作用。此外，海带中钾的含量在所有食物中含量最高，钾也有降压的作用。

海带中还富含铁、钙、碘等，用海带煮汤或直接食用均能起到补充矿物质的作用。

（6）萝卜——排除盐分

刚做好的米饭浇上酱汤，再放上烤鱼和咸菜，这就是典型的日本菜。日本菜热量较低，如果担心摄入盐分过多，可以加上萝卜泥来解决这个问题。

萝卜含钾较为丰富，钾有排除体内盐分的功能。之所以烤鱼配上萝卜汤，就是这个原因。

萝卜除了可以做成萝卜泥之外，可以成为大酱汤的配料，还可以做成炖菜，应用范围较广。由于萝卜皮含有丰富的维生素C，故也可做成食物。

减肥成功的诀窍

正确对待自己的健康

肥胖是以痛风为代表的生活疾病的元凶，其直接原因就是吃得太多。但是，肥胖不是简简单单为满足食欲而吃得太多引起的。肥胖的背后，除了有吃得太多之外，还有饮食习惯、生活方式及性格因素等诸多因素的共同作用。

为了消除肥胖，饮食的控制是必需的，要想减肥成功，必须在思想和行动上加以改变。减肥中要正确对待自己的健康，尤其是男性，一旦工作忙了，就容易不在意健康。不要说减肥，就是对尿酸和血压控制也都无所谓，工作总是优先于治疗。这样的话，饮食疗法就不能真正实施。建议这种类型的人，用图表的方式记录体重的同时，也记录尿酸、胆固醇、血糖、血压等数据。坚持每天测量体重的同时，也详细记录每天的饮食内容。这样，就可以一眼看出什么样的饮食导致体重和检查值变化。

不关心自己健康的工作狂，如果将自己的健康状态数值化，也会促使其实行自我管理！而且，饮食疗法的效果如果以数字的形式显示出来，就成了鼓励，就能更加积极实施治疗。

为了在短时间内收到明显的减肥效果，采取过激的方法减肥，反而会伤害身体。在实施饮食减量的时候，有好几个注意事项逐一叙述。

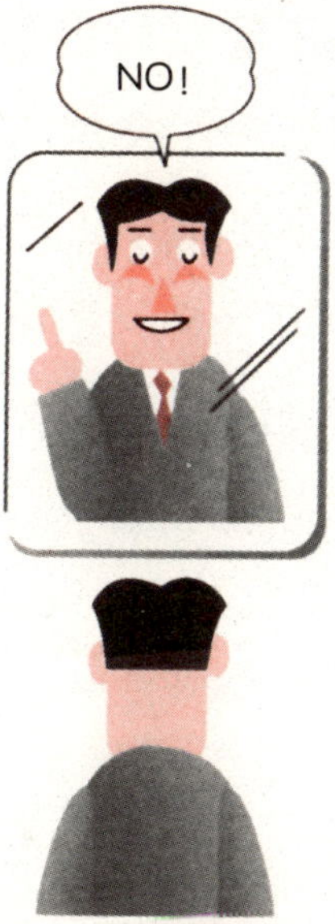

根据自己的健康状况

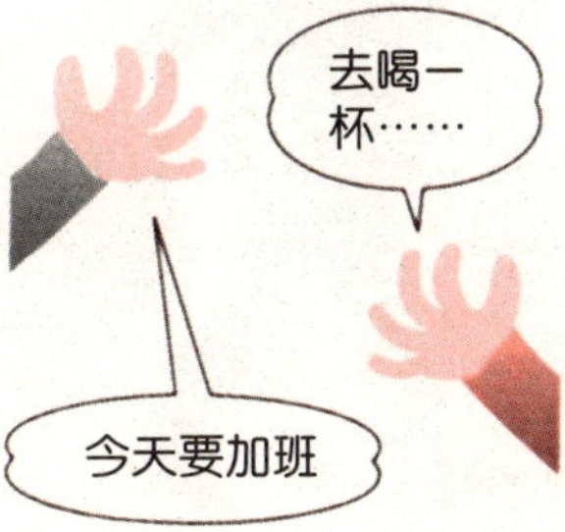

每天摄取的热量以1600～2000千卡为宜

说到减肥，似乎很多人会错误认为“不管怎么样，就是不吃”。但是，为了维持健康和体力，还应摄入必需的营养成分。长期的节食会导致肥胖反弹或营养失衡。不要短时间内过度减肥或节食，最初摄入热量每天为2000千卡。之后，尽管可以渐渐削减热量，但在家疗养要确保每天摄取1600千卡的能量。要达到这个目标必须养成每日三次、有规律正确吃饭的习惯。

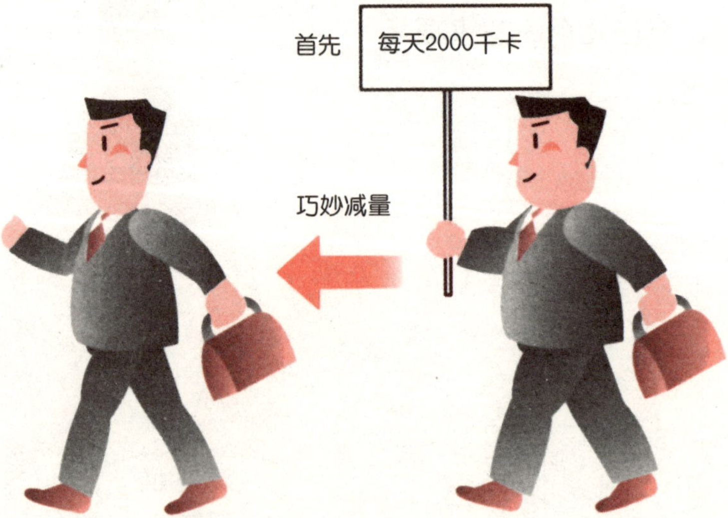

明智地选择食物来减食

食物的选择对于能否成功减肥相当重要。例如，用脱脂牛奶代替牛奶，用松软干酪代替奶酪。多吃里脊肉或胸脯肉。选用木耳类、海藻类、魔芋等低热量食物，减少热量的摄入。

尽管水果是重要的维生素源，但要尽量避免香蕉、柿子、葡萄等含糖量高的水果的摄入。如果想吃甜食或喝酒，不要减少主食的米饭。在限制热量摄入时，区分必需食品和可减少的食品十分重要。

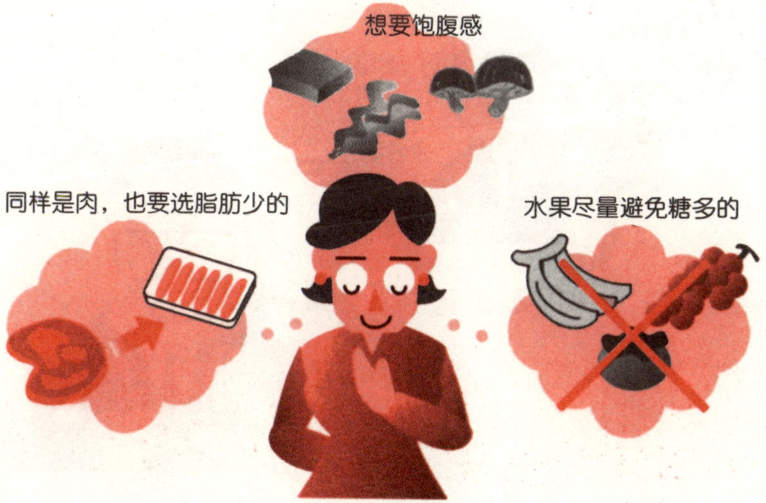

在招待或交往的场合也要有选择地吃

每晚都有的接待酒或招待酒，怎样应付是工薪阶层能否减肥成功的关键。

日本自古以来就有端上桌的东西必须全部吃完的做法，这只是有健康身体时的事。在因美食或吃得太多而患生活习惯病的今天，不得不认为选择科学合理的饮食才是最好的，如果因为吃导致患病，损伤的不仅是自己的健康，更有可能使自己的工作不保。

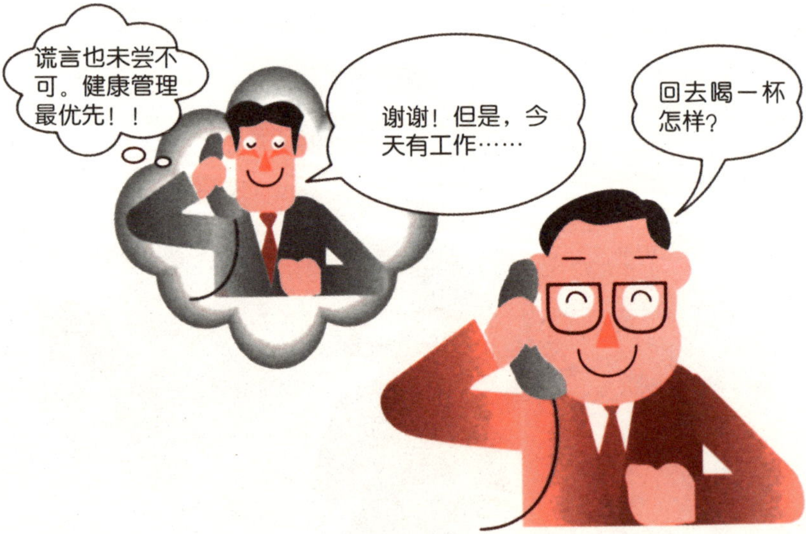

生活环境和习惯是否是减肥的绊脚石

在减肥过程中，改变影响减肥的生活环境和习惯十分重要。减肥之初，总是感觉肚子饿。如果面前摆着好吃的食物或酒，可能禁不住就会拿着吃。这时适量地进食对减肥没有影响，但如果进食过量，后果就不同了。因此，在减肥中家人也要配合，在看到的地方或可以拿到的地方，尽量不要放吃的东西或酒。

肥胖的人通过吃或喝来消除疲劳的方法是错误的。疲劳通过吃以外的方法来消除，最有效地消除疲劳方法是适量的运动。

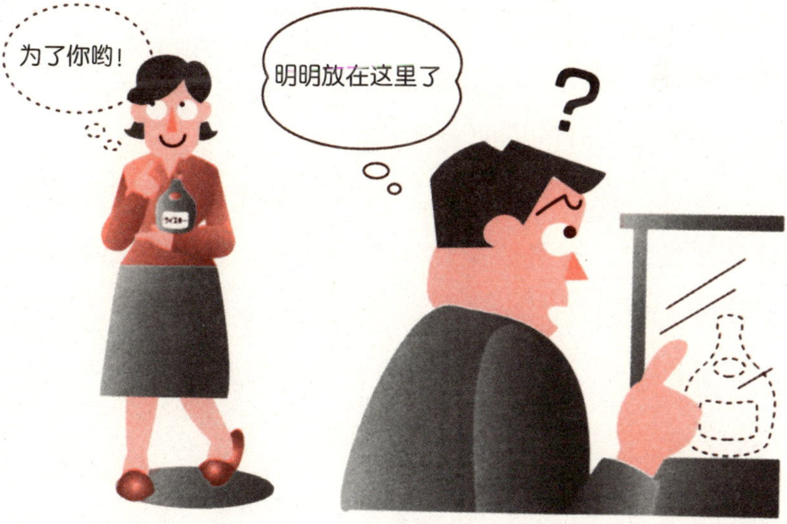

通过适度的运动解决肥胖问题

运动过度适得其反

多数现代人都缺乏运动，与偏食生活一起成为生活习惯病发生的根本原因。适量运动促进体内新陈代谢，活化身体功能，这对于痛风及并发症的防治都有利。

然而，并不是所有的运动都对预防痛风有益。痛风的发作、运动和尿酸的增高三者之间有密切的关系，具体如下：

剧烈运动促进体内尿酸生成增多；肌肉运动的结果是乳酸增加，并且抑制肾脏排泄尿酸，从而导致体内尿酸的增加；运动出汗增多也会使体内水分流失，血液浓缩，尿酸值上升的同时易形成结晶。

总之，在剧烈运动之后，很容易痛风发作。为了不使痛风发作，有必要记住运动要适度。避免剧烈运动和运动时大量出汗。

那么，什么样的运动适合痛风患者呢？

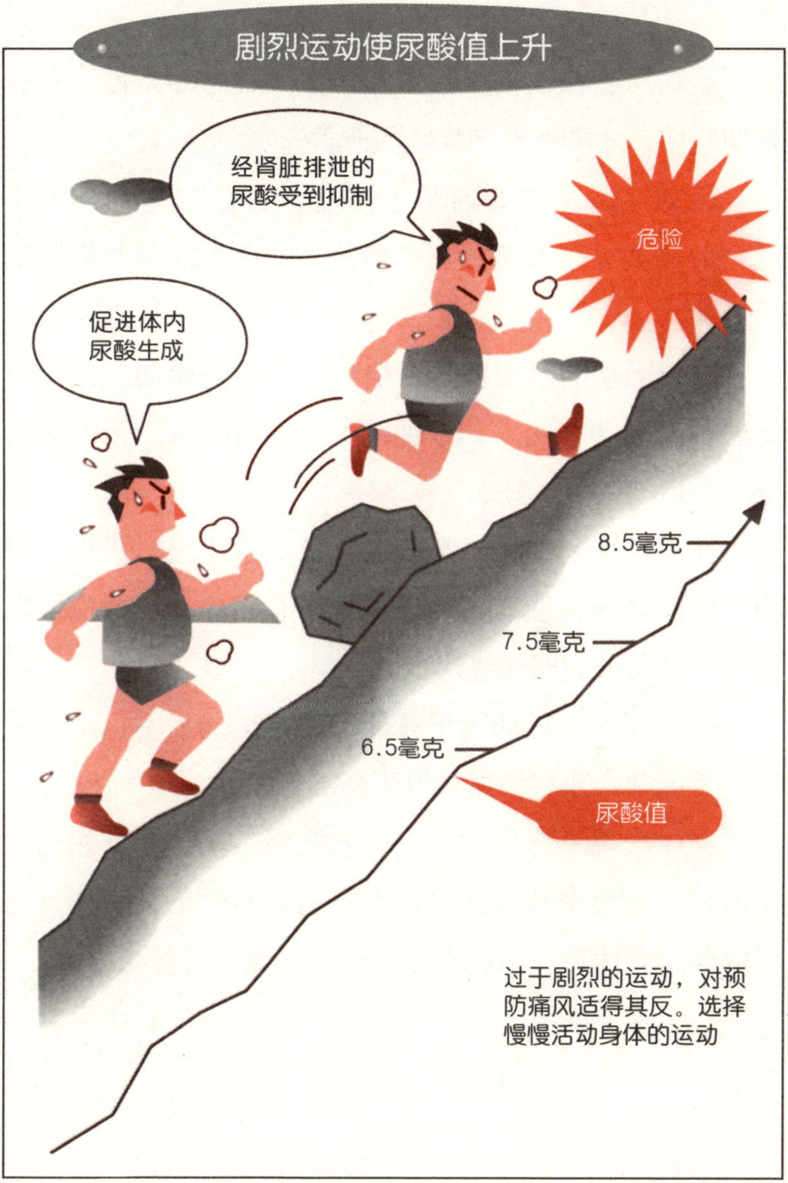
剧烈运动使尿酸值上升
经肾脏排泄的
尿酸受到抑制
危险
促进体内
尿酸生成
8.5毫克
7.5毫克
6.5毫克
尿酸值
过于剧烈的运动，对预
防痛风适得其反。选择
慢慢活动身体的运动

理想的运动

运动疗法和饮食疗法一样，都不具有即效性。只有长期坚持，才能够看到症状的改善。

运动疗法最重要的是选择适合自己的运动，如球类、田径类等，即不感觉到痛苦、一个人能够长期坚持的运动。

减肥运动的目的在于燃烧体内多余的脂肪。与短时间的剧烈运动相比，30分钟以上的调整呼吸、慢慢运转身体的运动效果更好。

我们向大家推荐的有散步、做广播体操、步行、慢跑、快乐游泳、溜冰等运动。如果有同伴，可做投接球练习、没负荷的网球练习等。

这些轻松的运动属于有氧运动，运动后不但不会使尿酸值上升，还有使尿酸值下降的作用。

身体状况不好的时候，不要勉强运动。在开始运动之前，一定要做热身运动（准备运动），运动中一旦感到疲劳就要休息。除此之外，运动中要注意补足水分。

对症状改善有效的疗法

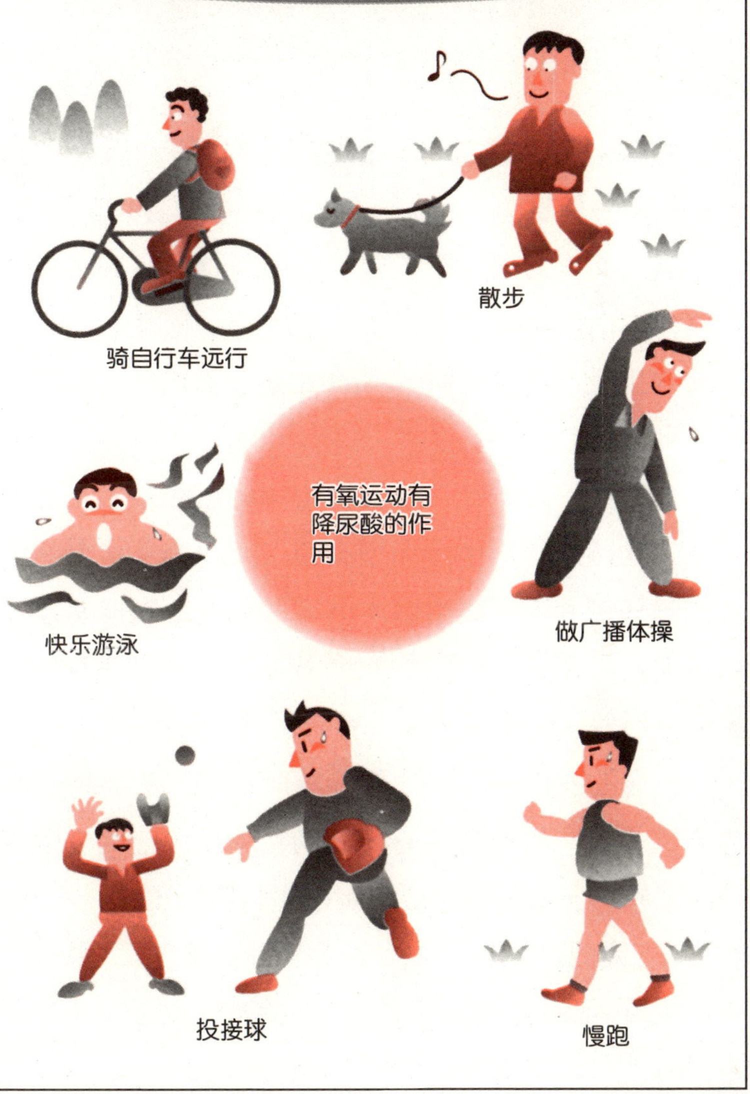

缓解压力很重要

压力是痛风的大敌

目前对压力能促使尿酸值升高的结论尚未得到证实，但是一般认为，压力大的人尿酸值容易升高。

当人们压力增加时，能量消耗就增加，其结果就是人体代谢活跃，促使体内的尿酸生成。而且，当压力对尿酸的排泄产生阻碍时，体内的尿酸不能及时排出，容易产生结晶。

事实上，紧张地从事社会工作的白领阶层更容易患痛风，在持续加班中或大型会议、重要商务谈判的前夜发作的病例并不少见。日本著名相扑冠军在比赛前痛风突然发作，专业棒球队的知名教练在日本赛季开始之前痛风突然发作的事情很多人都听说过。

痛风的发作在压力达到顶峰时容易产生。但是发展为痛风的人一般都是没有注意到自身压力达到极限或者是注意到有压力但却没能及时做出自我调整。

在充满压力的当今社会，要想完全避开压力基本上是不可能的。因此，在痛风的治疗过程中，缓解压力是非常重要的。

过多的压力阻碍痛风的治疗

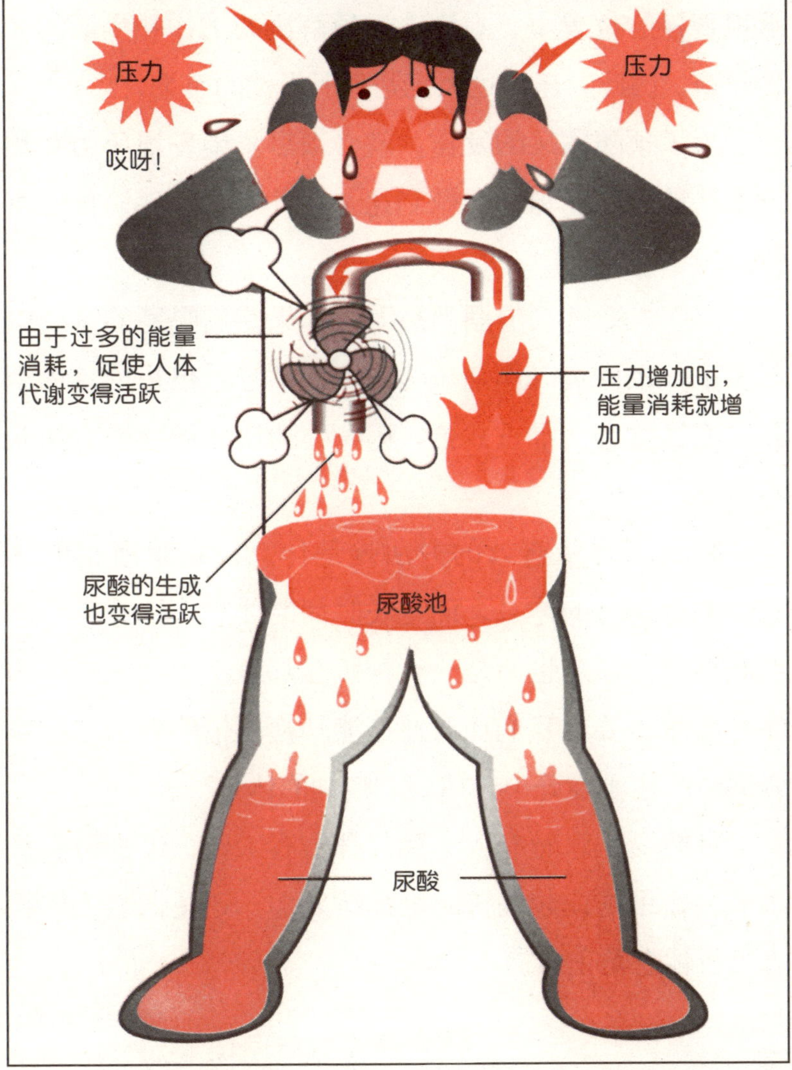

巧妙地解除压力

容易患痛风的是40多岁的人群，他们基本上都处在承担责任的位置上，有许多必须解决的工作和生活的各种问题。因此，压力过大也是理所当然的事情。

为了预防痛风的发作，就必须尽早地发现压力并想方设法地解除。但是要做到这一点并不是一件简单的事情。

有些人通过“借酒消愁”，如果感到喝酒的量比以前多了，也许可以作为压力增大的信号。但是过量饮酒和过度饮食却会加重病情，因此作为压力解除的方法并不理想。

解除压力最有效的方法就是休息。这里所谓的休息，不是一时的休息，而是长时间的休息，达到身心的彻底放松。休息也不是一天都躺在那里。当然，身体的休息固然重要，我们还要通过能转换心情的外出旅行或者偶尔沉迷于爱好中，达到“精神的休息”。

可能要休息时有人会说“身上有工作，没那份闲情雅致”，但是比起关键时刻病情发作，还是调整工作状态进行休息是上策。

感到压力时一定要休息

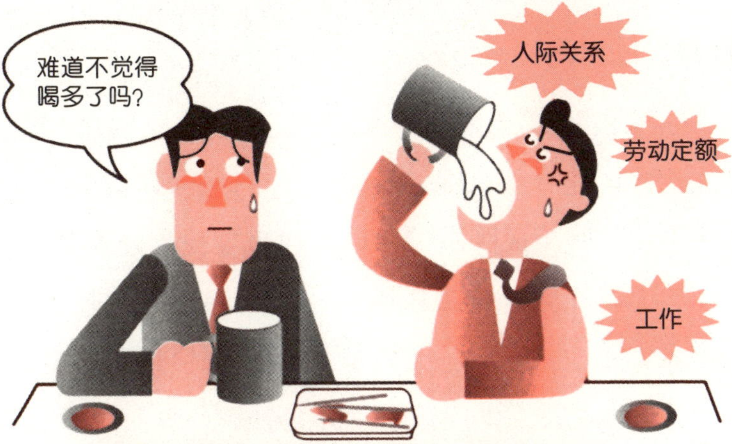

如果感到喝酒的量比平常增多了，
这也许可以作为压力增大的信号。

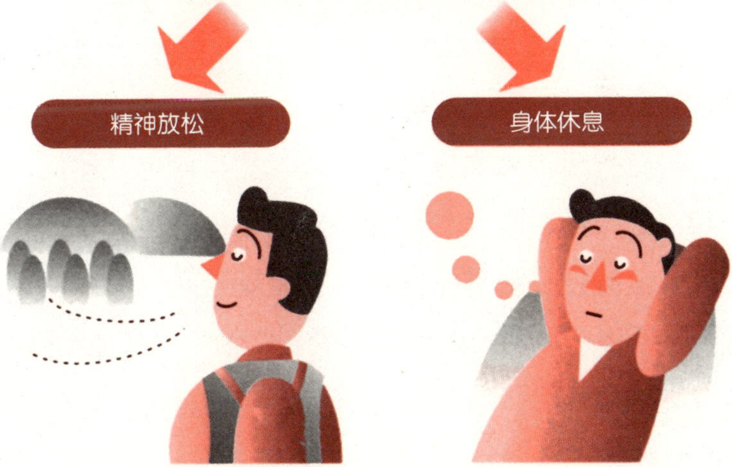

重要的是身心都要获得放松

明智的就医方法

痛风患者挂哪科号好

一旦被诊断为痛风，必须终身坚持控制尿酸的治疗。治疗的主体固然是患者自己，而且治疗持续很长时间，因此与医生或医院灵活的沟通也显得十分重要。

然而，提到医生或医院，也有很多诊断项目。如果是痛风，不少人不知应该在哪个科接受诊疗更合适。首先，我们从这个疑问来解决吧！痛风专科门诊有“痛风门诊”“风湿和痛风门诊”“风湿科”“风湿和痛风中心”“风湿和结缔组织病科”等标明具体病名的门诊。去这些专科门诊就医很方便，但在附近找不到的情况下，就去整形外科或内科。

在专科门诊首先应进行检查，然后确定具体的治疗方案，进行药物治疗。如果确定药物能稳定病情，也可交给家庭医生。如果完全进入稳定期，可以在家、工作场所附近诊所或公司内诊所接受药物治疗和其他治疗。

交通便利的诊所，不仅有利于长期就医，同时也便于随时和医生取得联系。

痛风很容易引起许多并发症，如果请家庭医生来统一管理，有利于医生把握病情。

从检查结果到确定高尿酸血症的类型、治疗药物种类及剂量，要花3～6个月时间。这期间，按照最初就诊的专科门诊的指示，必须去医院。另外，症状稳定以后，也必须每3～6个月进行一次复查。复查要在专科门诊接受检查。除此之外，如果发现什么可疑症状或产生疑问的时候，灵活接受专科门诊治疗。

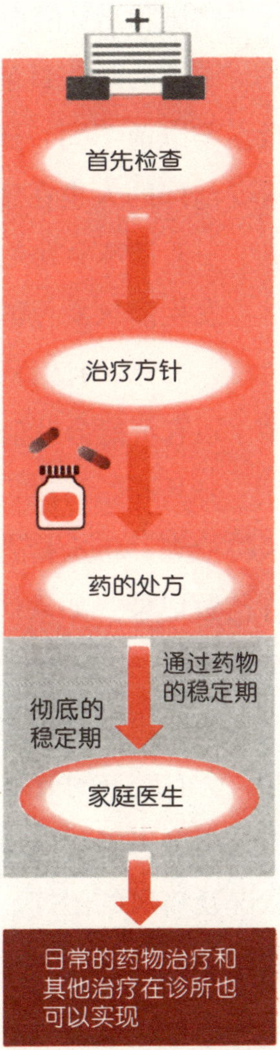

早期正确治疗

痛风和高尿酸血症的治疗，要早发现、早治疗。

幸运的是，目前，日本企业进行的健康检查非常细致。与以前不同，通过健康检查发现尿酸的异常，早期接受治疗的人也在增加。在高尿酸血症初期进行治疗的人，一般都不会发生痛风的症状。

发生痛风发作的人，也请尽早接受专科医生的诊断治疗。开始治疗时间越晚，医治花费的费用和时间就越多，还有可能会发生严重的并发症。

一旦开始治疗，每天必须按时服药，同时要定期去医院检查。每次检查都请医生告诉自己尿酸值，以便于自己做记录。如果病情发生什么变化，也要把这些变化全部记上，在下次诊断的时候，如实告诉医生。这样，患者本人也能把握自己的病情，与医生齐心协力持续治疗，会有较好的效果。

痛风患者与健康人相比，要更好地了解自己的健康状况及痛风的治疗。只有经过持续正确的治疗，痛风患者才能生活得更健康、快乐。

痛风、高尿酸血症的治疗——提高效果的4个要点

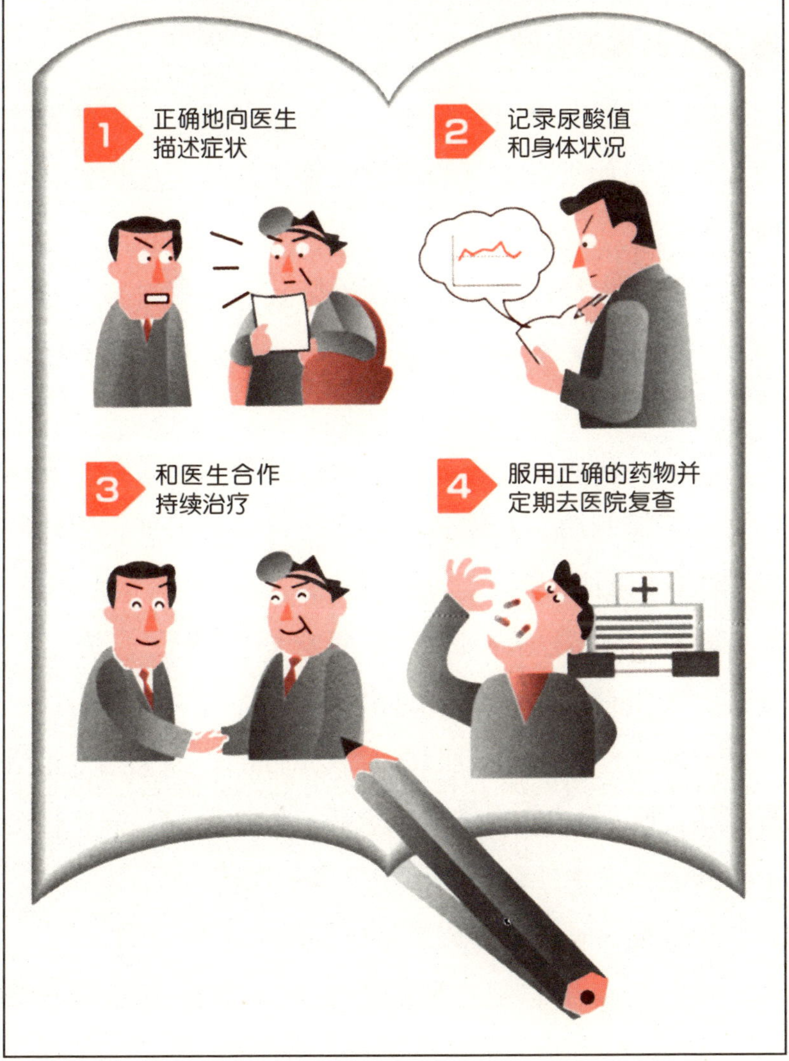

从病例中学习防治痛风

这个时候怎么做

问：最近有公司职员旅行，旅行期间，有预防发作的方法吗？如果在旅行的途中发作了的话，应该怎样处理？

答：在旅行途中，谁都会尽情狂欢，就很容易暴饮暴食。同时，睡眠不足、疲劳和旅途紧张结合在一起，就易诱发发作。

因此，在旅行途中，尽可能按时有规律饮食，规律服用尿酸控制药。发作易在暴饮暴食之后出现，因此应控制饮食或酒量。

即使十分注意，因为有朋友间的交往，为以防万一，要提前准备秋水仙碱和非甾体类抗炎药。而且，一旦有发作预感，直接服用1片秋水仙碱。如果感觉稍微有点疼，服用3片非甾体类抗炎药，保持静养。在旅行途中不知道会发生什么，建议稍微多带点药。

如果是长时间海外旅游，应提前向医生咨询。

问：无意中忘记吃尿酸抑制剂。有什么好的方法

吗？

答：在频繁的“无意中、不小心”等情况下，尿酸值不易稳定，不知什么时候会发作。为防止忘记吃药，介绍七个有利于控制尿酸的物品。

（1）带闹铃的手表

如果提前将闹铃上到吃药的时刻，由于闹铃提醒服药时间，就不会忘记吃药。

（2）装药的容器

把每天的药放入一个容器，随身携带。这样每天就知道是不是已经服药，能防止忘记服药和重复服药。

（3）痛风记事本

记事本可以记录痛风发作的经过、检查的数据、服用的药、身高、体重等有关病情和治疗的信息。在医院接受检查或药物治疗时进行记录，能把握尿酸值的变化，理解药物疗法和饮食疗法的有效性，灵活控制尿酸值。

（4）尿pH值试纸

试纸可方便检测尿的酸碱性。将试纸浸入尿液后立刻拿出，将变化后的颜色与样本对照。尿液理想的pH值为6.2～6.8。

（5）尿量测定器

尿量测定器是测定每天全部尿量的器具。这个器具在每次排尿的时候，能蓄积1/50的量。因此，如果蓄积一天，将蓄积量乘以50就得到每天全部尿量。

（6）体重计

为防止肥胖，把体重计放在卧室，坚持每天早上检测体重。

（7）万步计

万步计可以测量散步、走路等运动量。尽可能坚持每天早晚快走5 000步左右。

问：午饭和晚饭，都在外面吃。这时候要注意哪些问题呢?

答：应选米饭加大酱汤，肉、鱼等优质蛋白质，还有凉拌蔬菜或纳豆等1汤3菜的套餐或盒饭。大碗盖饭或面条类等，因容易蔬菜不足，应添加沙拉等单品菜或点个无盐蔬菜汁、土豆汁。

还要注意，午餐吃肉，夜晚吃鱼容易摄入过多动物性脂肪。午餐在外吃、晚餐在家吃时，早上出门之前最好事先了解晚餐菜谱。

问：前些天，刚刚诊断为痛风，听说痛风治疗是终

身治疗，心里很郁闷。请问，怎样才能持续治疗呢？

答："痛风之友协会"是一个共同激励全国痛风患者、为其提供信息的团体。"痛风之友协会"成立的目的就是通过发行会报、演讲、与患者交谈活动等，提供正确的疗法和健康知识，联络痛风患者之间的感情。不要一个人烦恼，参加这样的协会，听取多方意见、交换信息也是一种释怀的方法。

问：70岁的女性。前些日子，突然手指关节开始疼，大概持续了一周。疼痛部位不是踇趾，女性也可能患上痛风吗？有高血压病史，长期服降压药。

答：女性诉说这样的症状的情况，按常识判断首先认为是风湿，但也不是没有女性患痛风的。如果服用的药是噻嗪类利尿药，考虑是药物引发的痛风。尽管痛风发作多发生在踇趾，但也有30%发生在其他部位，因此症状出现单从部位上不能排除痛风。

不管是多大的事情，都应该重视，首先应接受专科医生的诊疗。事实上，原以为是痛风，而去医院以后不是痛风的案例很多。但是，万一是痛风，就必须尽早开始治疗。不限于男性、女性，为慎重起见，都有必要去接受诊疗。

问：由于工作调动频繁，在更换主治医生的时候，必须注意哪些事情?

答：首先要就是请现在就诊的医生写介绍信，然后把它带到调换工作地点的医院。其次，自己也要事先在痛风小记录本上记载必要情况并将此告诉新医生，环境一变化，尿酸值就容易上升；如果是在国内调动工作地点，不久就可能适应环境变化。

如果调到国外工作，环境变化较大，尿酸值上升就易引起痛风发作。如果去的地方是欧美等发达国家，诊疗不会有什么大问题；如果是亚洲、中东等国家，可能有的国家不能进行详细的检查或治疗，甚至有的地方缺乏治疗的药物。在国外的治疗，原则上是自费医疗，诊断费和药费也不可小看。推荐的两种方法是：在出国前买大量的药和定期回国接受诊断。但是，如果买大量的药，则会有中途如果出现副作用如何处理的问题。定期回国也可能因为工作而不是那么方便。

因此，我们建议定下赴任地方工作之后，首先和工作单位谈一下情况，了解当地状况。也可以找医疗保险公司或曾去过赴任地有经验的人进行了解。另外，请大使馆或公使馆介绍医生或医院，也可和主治医生商量寻找赴任地医生。

实际上，大多数驻国外人员都常带有一年左右的药。如果病情稳定的患者，推荐采用此法。但是，如果是刚刚开始治疗的人，如果可能的话，最好还是每3个月左右回一次国接受检查。

资料篇

低热量食物排行榜
（为了降低尿酸）

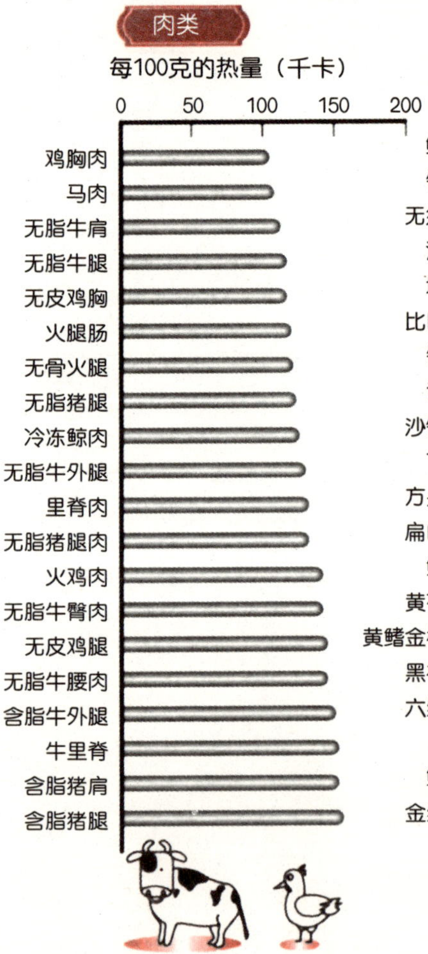

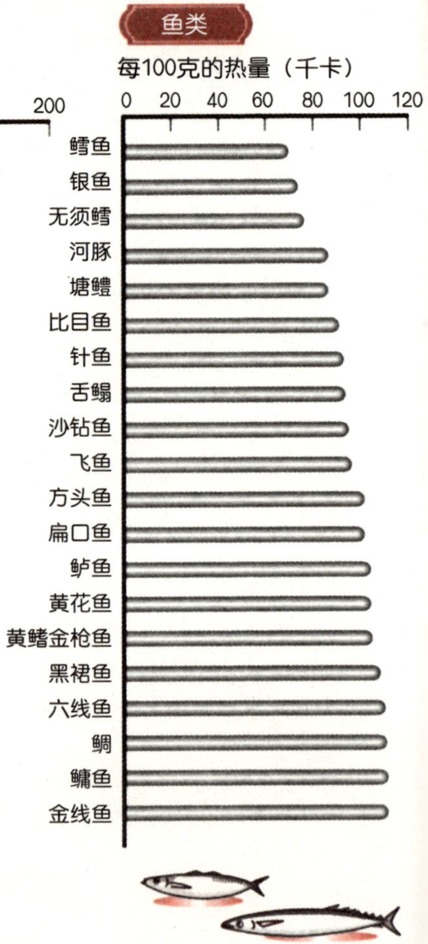

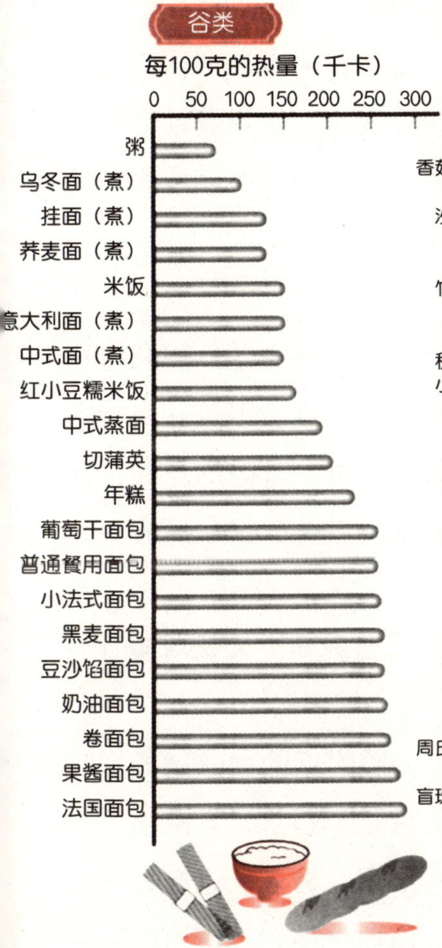
谷类
每100克的热量（千卡）
0
50
100
150
200
250
300
粥
乌冬面（煮）
挂面（煮）
荞麦面（煮）
米饭
意大利面（煮）
中式面（煮）
红小豆糯米饭
中式蒸面
切蒲英
年糕
葡萄干面包
普通餐用面包
小法式面包
黑麦面包
豆沙馅面包
奶油面包
卷面包
果酱面包
法国面包

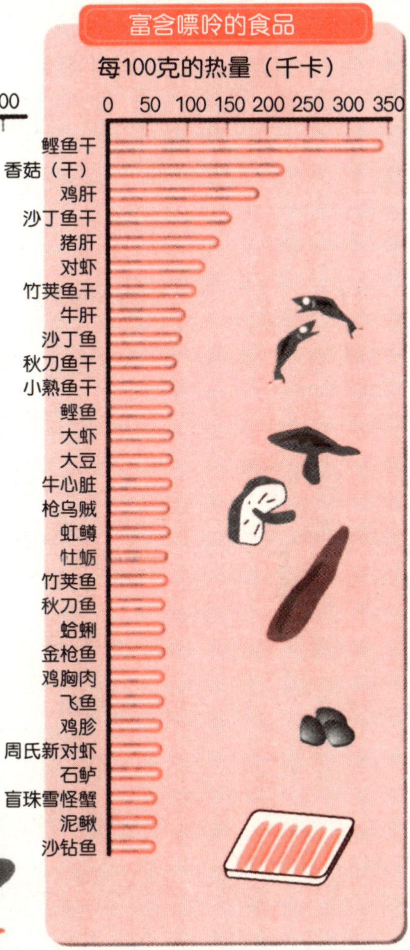
富含嘌呤的食品
每100克的热量（千卡）
0
50
100
150
200
250
300
350
鲣鱼干
香菇（干）
鸡肝
沙丁鱼干
猪肝
对虾
竹荚鱼干
牛肝
沙丁鱼
秋刀鱼干
小熟鱼干
鲣鱼
大虾
大豆
牛心脏
枪乌贼
虹鳟
牡蛎
竹荚鱼
秋刀鱼
蛤蜊
金枪鱼
鸡胸肉
飞鱼
鸡胗
周氏新对虾
石鲈
盲珠雪怪蟹
泥鳅
沙钻鱼

难解病名及医学用语解说

第1章　即使风吹刺激也能引起疼痛的痛风

8页　日本全国痛风高危人群已达300万人以上

高脂血症——血液中脂肪过多的状态。在这些脂肪中，主要是胆固醇和三酰甘油等两类，胆固醇过多的状况就是高胆固醇血症，三酰甘油过多的情况就是高三酰甘油血症。

14页　30～50岁的男性最多

噻嗪类利尿药——治疗高血压的药物。降压利尿剂的代表，通过促进钠的排泄使血压下降。但是，由于服用此药后血管内水分减少、血液浓缩，肾脏的尿酸排泄功能障碍，尿酸值上升。经痛风患者及其家属同意，可换成其他的降压药。

18页　剧烈的运动和过大的精神压力促使运动员和管理者成为痛风的易患人群

肾上腺素——肾上腺（在肾脏附近的内分泌器官）分泌的激素。具有松弛血管平滑肌、心肌，升高血压、心率加快、立毛、瞳孔散大的作用，另外，还有分解肝脏、肌肉中的糖原（能量源多糖的一种），使血糖上升的作用。

24页　即便症状好转，也不能放松治疗

尿毒症——将肾脏功能低下，不能正常调节机体功能的状态称为肾功能不全。将肾功能不全恶化，且消化、循环、神经等多个系统出现疾病称为尿毒症。主要症状表现为食欲缺乏、呕吐、心脏肥大、高血压、呼吸困难、头疼、不安感等。以前出现过致死的病例，但近年随着人工透析等治疗法的进步，几乎没见因尿毒症死亡的案例。

第2章　痛风发生的机制

36页　痛风只是灵长类动物易患的疾病吗

活性氧——与普通氧相比，化学反应性（氧化反应性）明显增高的氧，也是人体内老化和致癌的原因。

46页　其他的疾病或药物所引起的高尿酸血症

溶血性贫血——健康人的红细胞，有120天的寿命，最后被脾脏吸收后毁坏。可是，由于某种原因红细胞变得易毁坏，红细胞的寿命缩短（溶血、破坏亢进），骨髓造血跟不上，就发生贫血。这样的贫血叫溶血性贫血。

自毁容貌症——是一种男性的X-连锁隐性遗传病。

因为缺乏控制尿酸生成的次黄嘌呤–鸟嘌呤磷酸核糖转移酶导致，尿酸生成过多，伴随神经系统症状。

尿素氮——蛋白质的代谢产物，在肝脏生成，经肾脏排泄。肾脏功能发生异常时，就不能很好排泄。

利尿降压药——高血压等疾病使用的降血压的处方药。其为通过促进钠的排泄、增加尿量，使血压下降的药物。

50页　痛风发作的现场

前列腺素——体内组织或器官所含的不饱和脂肪酸，有改变血压、收缩或松弛平滑肌、保护肛肠细胞等作用。

58页　痛风发作传达的是高尿酸血症的信号

缺血性心脏病——因冠状动脉粥样硬化导致血管变窄，不能给心肌充足的血液供应而造成缺血。由于心肌供血供氧不足、能量不足，因此，心脏的功能也就低下。这样引起的心脏病就称为缺血性心脏病。

第3章　痛风易并发的疾病

72页　高脂血症——原因是高热量食物或尿酸引起高密度脂蛋白降低

总胆固醇——细胞膜的构成成分。尽管它是生成多种激素和胆汁酸的原料，但如果过多就附着在血管壁上，成为发生动脉粥样硬化的原因。

三酰甘油——是能量源，有储存能量的作用。但是，如果体内糖原过多，就以皮下脂肪的形式蓄积，成为引起动脉粥样硬化的原因。三酰甘油的含量与肥胖程度成正比。

高密度脂蛋白——吸附在血管的多余胆固醇，有防止动脉粥样硬化发生的作用。因此，被称为有益的脂蛋白。

74页　糖尿病——贪吃、肥胖、运动不足影响很大

胰岛素依赖型糖尿病——以前也被称为年轻型糖尿病，多见于15岁以下的孩子。没有遗传性，因病毒感染或自身免疫使肝脏的B细胞受损而引发。

胰岛素非依赖性糖尿病——以前也被称为成人型糖尿病，多见于40岁以上的人。在日本此类糖尿病占糖尿病患者的90%。受遗传影响，基本上可以通过饮食疗法和药物控制。

糖原——相对分子质量达数百万的多糖类。在肝脏、肌肉中各占6%、0.7%左右，前者补充血糖，后者可作为能量使用。

76页　高血压——肥胖促使动脉粥样硬化导致血压升高

β受体阻滞剂——高血压等疾病使用的降血压处方药。此类药物是通过阻滞交感神经β受体使血压下降。

钙离子拮抗剂——高血压等疾病使用的降血压处方药。通过抑制心率、扩张血管而使血压下降。

80页　脑梗死——脑血管发生动脉粥样硬化引发的疾病

CT——计算机断层扫描术。CT检查使用X线，从横截面采集人体影像，能够看到切面状态，辨认器官重叠部分。还有，X线CT是二维（平面）图像，更精确的螺旋CT能拍摄三维（立体）图像。

MRI——磁共振成像技术。组合高磁场和高频率波，从各个角度拍摄人体内部图像。与CT不同，不用担心受X线辐射侵害。

第4章　痛风的诊断和治疗

92页　诊断进行的主要检查

（1）血液生化——查尿酸

生化——是从化学侧面研究生命现象的科学。

94页　（2）尿常规——了解肾脏功能

尿沉渣——由于肾脏的尿液流动变差，使蛋白质、肾小管上皮细胞、红细胞、白细胞等呈柱状凝固，出现在尿中。尿沉渣，就是将尿盛入离心分离器，对底部沉积物进行分析的检查。

潜血反应——肉眼看不见出血，但通过化学检查知道的少量出血。

肌酐——肌肉中的蛋白质代谢物，在肾脏滤过。肾脏的功能衰退后，肌酐出现在血液中，通过分析浓度可以判断肾脏的病况。

97页　痛风诊断必要的检查项目

CRP——C反应性蛋白，发生炎症或组织细胞损伤后，6～8小时以内急剧增加，炎症消失后其也消失。根据血清中CRP值，判断是否有炎症或疾病轻重程度。

血沉——是分析炎症性反应的检查项目之一。在玻璃管中注入血液和凝固剂，垂直放立以后，红细胞等成分就慢慢沉淀。这个速度的测定值就是血沉。

风湿因子——引起风湿的自身抗体之一。在慢性关节炎中，这是阳性。

谷丙转氨酶——肝脏中所含的大量酶，有更新氨基酸的功能；如果肝脏功能发生障碍，就出现在血液中。

通过比较谷草转氨酶，就知道肝脏的疾病类型。

谷草转氨酶——与谷丙转氨酶一样，是生成氨基酸的酶，也被称为GOT。不仅肝脏，肾脏中也有少量。主要通过谷草转氨酶了解肝脏疾病。

碱性磷酸酶——肝脏、骨、肠、肾脏等器官所含的磷酸酶，胆汁的流动变差就会在血液中出现很多。可了解胆汁流动路线的异常和肝脏功能、骨盘功能状态。

乳酸脱氢酶——5种乳酸脱水素酶，分别分布在心脏、肝脏、肾脏、肌肉、红细胞等。这些器官或组织发生障碍，就出现在血液中。还有，5种酶中，通过5种酶中任意一种酶值上升，就可以知道病变部位。

血清尿素氮——血液中的尿素氮。

98页　痛风的诊断标准

关节液——关节是骨与骨的连接部，其内部的关节腔滑膜分泌的就是关节液，起润滑和给关节软骨补充营养的作用。

110页　易误诊为痛风的疾病

（4）伪痛风——关节发生炎症的原因是焦磷酸钙

焦磷酸钙——焦磷酸在肝细胞和软骨细胞等许多细胞中合成，总合成量一日达到数千克。焦磷酸和钙的合成物就是焦磷酸钙，浓度上升后的焦磷酸和钙在软骨内结晶。伪痛风就是这种结晶引起的炎症。

116页　缓解疼痛发作的药物

（1）秋水仙碱——用于先兆发作

生物碱——主要存在于高等植物体中，是复杂的含氮碱性有机化合物的总称。使用少量即可产生特殊的作用。具体有烟碱、吗啡、可卡因、奎宁、咖啡因、麻黄碱等。

第5章　每天都要注意防治痛风

138页　纠正饮食习惯也很重要

尿路管理——在痛风的情况下，尿中尿酸浓度升高就易结晶，产生结石，很容易发生肾功能障碍。为控制尿中尿酸浓度，尿路管理就有必要。由于尿偏酸性，尿酸溶解度极端低下，因此服用尿碱化剂或多食蔬菜、海藻类等碱性食物，可防止尿酸值增高，产生结石。

170页　运动过度适得其反

乳酸——因剧烈运动，机体内葡萄糖代谢生成的物质。肌肉中乳酸蓄积是疲劳的原因。

178页　痛风患者挂哪科号好

结缔组织病——我们身体一旦发生异物（抗原）入

侵体内，为了避免其给身体带来损害，机体会产生抗体将异物无害化或排除。这是免疫功能，也可叫抗原-抗体反应。但是，如果对自己身体成分产生抗体，就可能因此引起疾病，称为自我免疫疾病。结缔组织病是自我免疫疾病的一种，慢性关节炎可以说是结缔组织病的代表。